国 家 自 然 科 学 基 金 资 助 科 普 项 目

康复是一缕阳光

——一位脑卒中患者的康复之路

主 审　吴　毅

主 编　朱玉连

副主编　刘　强　吴　澄　贾　杰

编 委　沈　莉　徐冬艳　田　婧

　　　　胡瑞萍　朱俞岚　赵　娟

　　　　刘加鹏

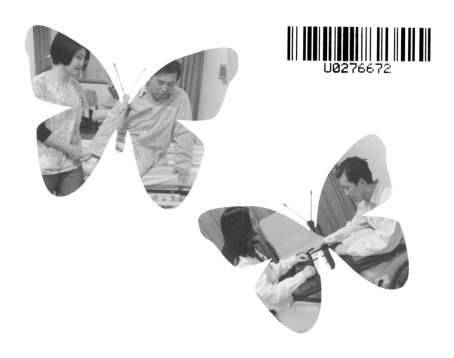

复旦大学出版社

内 容 提 要

本书共8个章节，描述了一对中年夫妇的生活中，先生不幸遭遇突发脑卒中后康复回归的历程。本书生动、真实地反映了脑卒中患者出院后，在回归到家庭和社区环境过程中的种种经历。每个章节都围绕主人公困惑的主题展开5～30个不同的生活情境，由患者本人，或与家属一起，或与其他病友相互之间及社区康复工作者共同表述完成，包括帮助患者学会独立穿衣、沐浴，外出独立乘坐地铁、到菜场买菜、切菜等生活作业。不断穿插的康复医生、康复治疗师、康复社会工作者进行康复指导的真实画面给人以亲切感，他们在医院、社区、家庭，乃至公共活动场景中，对脑卒中后患者可能出现的问题逐一从康复医学的角度给予了指导。本书可供脑卒中患者及其家属、护理人员、康复工作人员学习参考。书后配有一张视频光盘供读者观看。

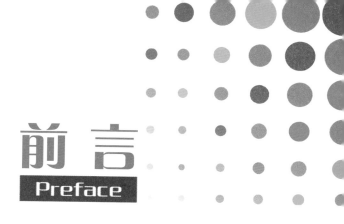

前言
Preface

  脑卒中(俗称中风)是一种临床常见和多发的脑血管疾病之一,其病死率与致残率均较高,也是多数国家的三大致死疾病(心脏病、脑卒中、恶性肿瘤)之一。我国目前每年新发各类脑血管疾病病例为130万~150万,每年死于脑卒中者近100万人。截至2013年,我国40岁以上脑卒中患者人群为1 036万,其中约3/4有不同程度的劳动能力丧失,40%以上成为重度残障者,生活无法独立。

  复旦大学附属华山医院康复医学科建科50年来,长期致力于各类患者残障功能的改善和提高。我们所有医护人员真诚地给予帮助,提高患者的各种实际功能和生活质量,期望帮助病友们重返家庭和社会。由此经过近半个世纪的积累,我们组织培养了一支包括康复医生、物理治疗师、作业治疗师及言语治疗师等在内的康复医疗队伍,为了贴近和帮助患者,增强社会群体的康复认识水平,做了大量的工作。康复医生和治疗师在临床治疗中均会对患者及其家属做好康复宣教,制订运动训练处方,规划每日的康复时间和强度,教授制作简易的家庭康复器具,使患者和家属尽可能了解康复、接受康复和学会康复。同时,不断地在社区进行讲座、义诊活动、康复福利院志愿活动及残疾人联合会的辅助具适配和治疗技术的推广工作,期盼着康复知识和技能能够广泛地传播到医务工作者、病友及家属和卫生管理人员的脑海里,真正造福于残障人员,让病友们享受同样的蓝天和白云,真正地提升我们这座城市、这个国家的文明和发达水平。

  回忆从开始探索脑卒中康复的临床和研究,往事依旧历历在目。作为中国比较早从事康复治疗的治疗师,我从大约20世纪90年代中期开始,为了研究早期康复对脑卒中后瘫痪患者的作用,将康复治疗的方法和技术无偿地送到病患身边,那是国家临床科研任务所在,我们饱受了很多的病友及家属甚至是医护人员的质疑和拒绝,"我们的患者很不稳定,你让他休息吧,这样比较安全",这是我最常被规劝的话语;有幸我周边的所有人都是善良的、友爱的,我用微笑和解释让他们明白,患者病后的生活独立更重要;用实际的、有效的康复病例让他们看到康复治疗的价值。我们顺顺利利地完成了所有病例的收集,获得了有益的临床第一手资料,也推动了国家对脑卒中患者临床治疗和研究的进一步重视。继而我们又组织全国近 20 家单位完成了国家"十五攻关重大支撑项目",研究如何建立脑卒中后的三级康复治疗方案和网络,相关研究分别获得了上海市医学会科技进步二等奖、上海市科学技术进步二等奖、教育部科技进步二等奖等奖项。

这些殊荣的获得应归功于已故著名康复医学专家胡永善教授,在他的努力和引领下,才会将神经康复推向新的高度和深度;同时也离不开一群热爱康复医疗事业的专业人员,更离不开那些疑惑着但是具有奉献精神的、可爱的病友。与他们接触越多越觉得自己身上的责任之重大,要让他们活着,有质量地活着,有尊严地活着。不能像我早期看到的患者,知道自己脑卒中了、瘫痪了,就觉得自己是家人的负担,变得郁郁寡欢,最后真的成为社会和家庭的一种负担,甚至在我随访的患者中还出现过怕自己大、小便控制不好,又无法自己弄食物,就在家里少吃或不吃的,最后导致严重的电解质紊乱、免疫力低下而故去;还有患者知道训练的重要性,但是不了解自己现在的状况,结果摔倒了、骨折了,情况也变得越来越糟……在之前随访病例的日子里,我尽我所能去关照身边的病友如何正确看待脑卒中,如何正确训练,如何预防及养成良好的生活习惯,我们也因此自费拍摄了可视资料,希望给大家多一点指导。这次有幸获得国家自然基金委的支持,资助我们完成这本书籍和影视资料的制作,让我们全球懂得华语的人都能知道一些脑卒中后康复的知识,从故事的主人公身上获得一些有益的指导,从而克服疾病的阴霾,活出另一份精彩,这就是我们小小的愿望。

书名定为"康复是一缕阳光",是因为在起名字时我总想起我在 20 世纪末曾经随访的一个 49 岁的男性患者。女儿读高中,太太买断工龄下岗,全家就靠他的工资。原本因为老城区改造获得一些拆迁补偿,生活还过得去。他是我们对照组的患者,我在 6 个月随访的时候,他已经在家里躺了近 5 个月了,而且一直不允许家人在有阳光的日子替他打开窗帘。太太除了照顾他,另外还要到别家去做钟点工贴补家用。其实 3 个月随访的时候,他已是这样,但为了研究的自然和客观,我只能硬着头皮不做任何的引导和帮助,隐忍着把所有需要的评估完成,稍作些安慰。时常要电话随访,我也变成了他太太的好朋友,但他是对照组。6 个月了,去之前我就想好了要怎样去开导他,帮助他;做完评估,我和他们夫妻俩聊了很长的时间。那天是秋高气爽的天气，房间里依然是窗帘紧闭的幽暗。在很长时间的鼓励与开导下，我帮他从床上挪到床边坐了起来。我竭力告诉他，如果你让阳光进来，你一定会更好的。也许是在我的循循善诱下，他同意了我们把窗帘打开。在我的脑海里这个镜头就变成了我记忆的永恒，阳光毫不吝啬地照射了进来，我看到了他太太的微笑，看到了他无奈而苍白的脸上的一丝希望……

现在的康复医学已经呈现出蓬勃发展的态势，这也是我们一直努力并希望看到的。回过头来，我又常常在想：康复能够给身边的患者带来什么？给一个瘫痪后经治疗又能稍微活动的肢体？给一次治疗性锻炼的机会？我觉得都不尽然。如果万物的生长都离不开阳光，那么我们所希望给到患者的就是那一缕阳光，可以温暖心灵的那一缕！

本书的主人公黄凯军先生是我很多患者朋友的缩影，经历了脑卒中的发病急救和恢复，终于可以回归社区和家庭，但是因为脑卒中后恢复的特异性及后遗症的不确定性，在日常生活中常常还会遇到形形色色的困难和问题。我们跟随他的历程，来发现我们克服障碍迎接新生活、走向新的生命的康复之路！

朱玉莲

写于波士顿访学期间

2014 年 9 月 29 日

目 录
Contents

第一节

我要出院了

　　今天，是黄凯军大病后出院的日子，是出康复医院病房的日子，清晨早早地就醒了过来，算来已离开家3个多月了，很想念家，想念他的书桌，作为滨海大学的一名中年知识分子，他在四五年前就是教授了，事业蓬勃，家庭也幸福美满。可他还是不知道这次要怎样回去，不禁回忆起那个发病的日子。

　　3个多月前的一个周末，同事及学生为庆祝他50岁的生日，举行生日宴。他很是高兴，多喝了几杯，这是他唯一经常会被老婆秦丽所要揶揄的爱好。他自觉是喝多了，有点头重脚轻，眼前发黑，腿脚发软。他没当回事儿，因为也不止这一次了，回家后，他没与秦丽多说什么，就怕老婆又要说他贪杯，心想睡一觉自然就好。可是这一次，他没有那么幸运，清晨天蒙蒙亮的时候，有些口渴，他试图起床去喝水，但却跌倒在卧室床前，惊醒了睡梦中的秦丽。秦丽是个知书达理、贤惠善良的中年妇女，她见过自己的父亲在近60岁的时候，出现过半身瘫痪的情形，这也是她害怕爱人喝酒的原因，常常担心凯军也会像父亲一样瘫痪并一命呜呼。之前的经历让她无形中积累了处理此事的经验，黄凯军一个劲地用含糊的话阻止送医，但是秦丽看着他只会乱动的右手、右脚，说话不清，面色灰土松弛，执意拨打了"120"，黄凯军被紧急送往医院，而且她一再要求急救人员将黄凯军送到具有脑血管意外急救能力的医院，因为她从媒体上曾经看到过关于这方面的信息，知道全市只有十几家医院是有规范治疗的。不出所料，黄凯军被诊断为"脑梗死"，经过神经内科医生的救治，病情逐渐稳定，但是他因病出现了不同程度的语言交流障碍、吞咽障碍、运动功能障碍和日常生活活动能力障碍，早早地就介入了康复治疗，并在两周后转入了康复中心住院做康复治疗。

仿佛整个过程还在眼前，但转眼已是3个多月过去了，今天是他出院的日子，他已经在医生、治疗师及护士等的关照下，知道了很多关于出院生活的注意事项，但是他还是忧心忡忡的，不知回到家后如何去面对自己不听话的身体，如何面对自己的工作和朋友、同事，这一切忧虑冲淡了他回家的兴奋。所以，他静静地等待着，等着康复中心胡教授的到来，他知道他一定会来看他。没过多长时间，胡教授就已经满面笑容地走进了房间，他按照惯例带着医务人员来为出院患者做最后的查房，进行出院前的康复宣教和评估，更重要的是送上祝福和鼓励。胡教授高高大大的身影，谦卑和蔼的谈吐，因为与他同龄，所以有很多相同的经历和感受，自进入康复病房，他们俨然成了好朋友，正是胡教授的帮助和鼓励让他顺利地经历了3个月的康复病程，克服了很多困难并配合康复治疗，使自己获得了较为满意的恢复。全体医务人员在患者面前忙进忙出的身影，还有胡教授每次鼓励患者用的握拳加油的姿势，让他一直深深地感动着，也因为这些医务人员的关怀和帮助，使他从病魔的折磨中看到了曙光，克服了初期焦虑不安的心情，克服了自己那些负面消极的情绪，从开始康复治疗的时候左侧完全瘫痪，已经进步到可以做些耸肩抬手的动作，并且还在康复治疗师的帮助下，尝试着站起来并达到一定的平衡能力和行走能力。这一切的进步，让他重拾了对未来生活的信心。虽然还有些困惑，但看到胡教授满面笑容地过来，他急忙艰难地想要站起来，用右手紧紧地握住胡教授，激动得无法言语。经过近3个多月的康复住院治疗，从刚转入院原本以为生活已经没有希望的他，终于在每一个进步中看到了希望，慢慢地能说些话了，能自己吃点东西了，甚至可以拄着拐杖在他人的帮助下走走了。他想说些什么，可是越是激动，越是说不出来。胡教授在那里用手势告诉他，放松，深呼吸。他跟着调整了一下后，"谢……谢……你们的……，我出院……回家是不是就能……唉！"

胡教授站在病床边，听着黄凯军断断续续的话，躬下了身子，带着亲切和鼓励的语气说："黄教授，只要你按时按量服药，控制发病危险因素，避免脑卒中复发。并且，遵照康复运动处方，每天循序渐进地做些康复运动训练，让大脑重新正确地接管身体。那么，你达到日常自我照料，正常生活，直至回去工作，是一定可以实现的！"

"不过！"胡教授看着黄凯军激动兴奋的脸，顿了顿，说："不过，今天你出院可不仅仅是简单的离开医院，离开康复病区，康复医学有着其特殊性，你出院时要带着很多的东西回家呢。"黄凯军拼命地点着头，指了指胡教授边上的医护人员，又指着床边桌子上的很多资料，应允着"嗯……嗯""出院指南""脑卒中预防"……黄凯军知道自己没有很好地去理解这些东西，甚至护士及治疗师在与他说的时候，他都是有些走神的，很多时候仿佛无关自己的事。

第二节

把康复带回家

回家，勿忘把康复带回家

脑卒中患者在康复医院经过一段时间的康复治疗后，各项功能在不同程度上得以恢复，此时患者势必需要出院回到社区或者家庭享受快乐的家庭生活，但是这并不意味着完全康复，还是要将康复治疗的理念和知识带回家，坚持有效的康复治疗。同时，患者及其家属也将面临出院过程中和出院后的各种问题。以下是患者及其家属出院时需要注意的事项。

很多脑卒中患者的家属都会有这样的同感，办理出院手续是一件令人十分头痛的事。因为，在办理的过程中，时常会突然想到许多重要的细节需要问床位医生、护士或者治疗师。涉及的问题不仅仅是回家后继续服用什么药物，注意哪些事项，还要问在家中该如何护理和帮助患者训练，如何帮助患者制订出一个合理的家庭训练计划。这时最好多来几个亲戚朋友，有的去办出院手续，结清所有账单，有的则去找医生，有的去找护士或治疗师。当然，还要问清楚患者回家后，居家环境应该作些什么样的改造，例如进出的通道畅通与否，患者使用客厅、卧室和卫生间的设施方便不方便，过道上是否需要安装扶手等等。

事实上，家人在亲友出院的前几天甚至一个月前，就应该开始关注、询问和了解这些问题,还可以了解他的目前功能进展到怎样的程度,自己能做些什么样的事情,生活中还需要何种程度的帮助,家人又如何去帮助他,尤其是家人或是聘用的照护人员应怎样去帮助他继续进行康复训练,逐渐恢复至可能达到的最高水平。家人或照护人员在帮助的过程中,如何做到既不是越俎代庖式的包办替代,也不是揠苗助长式的过高要求。

如果患者出院后是独立居住,那么家人和朋友应该把与医生、护士和治疗师分头谈话的内容记录下来,并在专用的记事本上记录好医护人员的姓名、电话号码及联络方式,以便患者出院后记住和使用。

出院时医生会告诉随访的时间,护士会告诉在家中服用各种药物的时间和剂量,治疗师会推荐相应的运动训练处方。另外,他们都会对患者家人和照护人员嘱咐需要注意的事项,包括患者处于卧位、坐位和站立位时需要注意的要点,以及如何帮助患者自我学习日常生活中需要完成的动作。如果患者言语上有障碍,也应该学会与患者的交流方式以及知晓持续性的言语训练方法,有意识地增加患者与家人、社区人群和外界的交流对话。患者的家人或照护人员要记住,自己不清楚怎么做的,不要怕麻烦,不要有顾虑,一定要向医护人员问清楚,可以电话咨询,也可以去门诊当面请教医生。

出院时或出院后的一段时间内,患者可能还需要使用轮椅、步行器、手杖,要根据物理治疗师的建议合理选择使用,去街道或残联等有关部门可以申请到第一次免费借用或租用。

除了出院小结,家人还可以要求康复医生帮助制订一份出院后康复计划,这份计划包括在家的服药情况、饮食要求、家庭护理的注意事项,出院带的药物必须弄清楚,包括药名、剂量、服用方法及次数;要求治疗师等给出详细的自我训练和拉伸的方法,确定门诊各项治疗的安排等各项要求。出院后的训练是住院期间康复训练的延续,内容有物理治疗的治疗性运动,作业治疗,言语治疗和吞咽训练等,应该请治疗师教授患者及照护人员出院后如何正确进行康复训练,训练时需要的注意事项,以及需要哪些必要的辅助器具。如果患者进入社区康复医院,由社区医生继续帮助患者时,需要了解住院期间的治疗情况,家人可以要求复印患者住院时的部分医疗病案资料。

由此可见,出院前几天的学习,对患者和家属来说是非常重要的。向护士和治疗师了解一些如何帮助患者试着坐起、保持平衡、从床上转移到轮椅或椅子上、穿衣、吃东西、洗澡和运动练习等技能,回家后,照护人员即应使用这些技能帮助患者,安全且节能。另外,针对涉及高血压、关节炎、心脏病或呼吸系统疾病的老年患者,部分专业知识同样重要,如打针、服药、监护血压和脉搏等,好的护理同时也能给患者一种不可估量的信心。

照护人员在使用医院学到的运动训练技术来帮助患者时,一定要掌握运动的时间、频率和强度,尤其对以下这些问题应该询问清楚:

(1) 在家中患者可以做何种运动?

(2) 每天如何做运动,每次做多少时间?

(3) 运动训练的方案是否已给了患者?

(4) 是否已了解如何完成出院时所制订的康复锻炼计划?

(5) 除了运动外,还有哪些对患者有益的活动?

(6) 应当避免什么活动?

最后记得,出院前的最后一天,患者及其家属可以再次想一下,是否还有遗漏,或是有新的问题需要咨询医生、治疗师和护士。另外,出院时,应该问清楚出院后下次门诊随访的确切时间。

这些,既是离开住院康复医疗服务时真正将康复带回家的必要步骤,也是开始下一步社区和家庭康复医疗前完善的准备工作。

脑卒中的早期症状要重视

黄凯军知道自己在出院前的准备工作做得并不完善,不禁将眼神转向了一边的妻子。

秦丽从丈夫入院的那天开始就一直陪伴着他,她见证了黄凯军从昏迷到清醒,从无力到起身站立的每一点进步。在这近3个月中,她认识了康复,接受了康复,也迫切想知道回到家中,如何康复的一切信息。她是个细心且勤劳的女人,已经暗暗地做着很多准备工作,又生怕自己的爱人受到伤害。她感受着爱人的痛苦,竭尽全力去帮助他,安慰他,但是她还是生怕自己会疏忽很多东西,看着那一堆资料,有些迷茫。

"胡教授,你们所有人对我们实在太好了,我们老黄有这么好的恢复,真是多亏大家的辛苦,我也只能口头表示感谢了!我忙着家里搞卫生,你知道自从他生病住院后我都没怎么回过家,家里简直不能住人了。很多事情都没有太在意,特别是关于训练和辅助等等,以后还少不了要麻烦你们大家,希望各位专家继续帮助我们啊!"胡教授笑着听着,从口袋里掏出一本书,递给秦丽说:"这本书送给老黄,回去你们有空就看看吧,我觉得会对你们有用的。"

"尽管在康复病区的这段时间，你们已经接受了规范的康复治疗和指导，但是出院回家以后，肯定还会遇到很多生活上的问题，这些问题的答案，大部分就在这本书里。不过，疾病的治疗靠亡羊补牢是远远不够的。你们知道吗？其实黄教授的身体早已表现出脑卒中的症状啦，尤其是这种'三高'人群，一定要时刻监测自己的身体状况。"

脑卒中被人们比作是"脑内地震"，是因为它发病急，危害大，后遗症严重，而脑卒中的早期症状往往没有受到患者或家属的重视，因而没有紧急送医院，最终延误了治疗。因此，认识脑卒中的早期症状有非常重要的意义。那么，脑卒中早期有哪些症状呢？

无论是出血性还是缺血性脑卒中，起病突然，对安静或活动时突然发生的下列症状，必须高度警惕。常见的症状如下。

（1）全脑受损害症状：头痛、恶心、呕吐，严重者有不同程度的神志不清，如迷糊或昏迷不醒。

（2）局部脑损害症状：脑的某一部位出血或梗死后，出现的症状复杂多样，常见的主要有以下情况。

◆ 偏瘫，即一侧肢体没有力气，有时表现为没有先兆的突然跌倒。

◆ 偏身感觉障碍，即一侧面部或肢体突然麻木，感觉不舒服。

◆ 偏盲，即双眼的同一侧看不见东西。

◆ 失语，即说不出话，或听不懂别人及自己说的话，不理解也写不出以前会读、会写的字句。

◆ 眩晕伴恶心、呕吐。眩晕即看东西天旋地转或觉自身旋转。

◆ 复视，即看东西成双影。

◆ 发音、吞咽困难，说话舌头发笨，饮水呛咳。

◆ 共济失调，即走路步态不稳，左右摇晃不定，动作不协调。

这些症状有时单独出现一个，有时同时出现多个。"时间就是大脑"，一旦突然出现上述症状，必须立即拨打急救电话"120"，紧急送到有条件的医院救治。千万不要先找家人商量，或者以为过一会儿就没事了不理会，而延误治疗。

因此，发生脑卒中后的就医原则有8个字：及早送医，专科诊治。

同时，还有一点要注意，千万别忽视小卒中（小中风）！

首先，要区别小卒中和脑卒中的发作症状和体征。小卒中，医学上称之为短暂性脑缺血发作(TIA)。最主要的临床表现分为 3 种：刻板性、短暂性和反复性发作。

刻板性指出现的临床表现具有固定的模式,依据脑血管供应脑细胞血液的部位常表现出两大组症状。一组是颈内动脉供血系统表现,即眼动脉短暂缺血出现的一过性黑蒙,短时间缓解。有时会有一侧手和手臂的肢体麻木与发沉,行走不便,还可以出现语言不利、口齿不清的症状。颈内动脉供应脑部血液的 70%～80%,因此该血管系统障碍导致的 TIA 症状最为多见。另一组是椎基底动脉供血系统的表现,如双眼视物模糊、呕吐、走路步态不稳、发音障碍、吞咽困难、突然跌倒。机体两大系统同时出现供血障碍的情况极少见,主要为单一系统障碍。

短暂性 TIA 指患者每次发作时间从几秒钟到几十分钟不等,在 24 小时之内自行缓解。患者缓解之后临床症状消失,不留有明显的后遗症。颈内动脉 TIA 平均发作时间是 14 分钟,椎基底动脉系统 TIA 平均发作时间是 8 分钟。

反复性 TIA 指在初次发作之后,患者常常会出现反复发作的经历。有的患者一天可反复发作几次,有的几个月发作 1 次。总之,症状重复出现。约 10% 的 TIA 患者一年内控制不好,可能会出现严重的脑卒中。这部分患者略有疏忽,将可能会有 1/3 的患者导致完全性脑卒中的发生。

预防永远比治疗重要

黄凯军听着胡教授的话,频频点头,现在的他已是深有体会。他想起好几个月前,在某次讲课时,他就有过突然觉得眼前黑蒙蒙一片,几乎就要摔倒,还好当时撑住了讲台,并且休息了一会才缓过来的经历。事后他以为是工作熬夜太累,所以没有放在心上。一旁的妻子泰丽也想起黄凯军经常因为忙于工作忘记吃药,血压一直不稳定,只不过没有产生严重的后果就疏忽了。没想到这次成了脑卒中的诱因,想起就一阵阵后怕,赶忙问胡教授该如何预防脑卒中的再次发作。

胡教授拿起这本书,翻开第一页,说："疾病不会无缘无故地产生,也不会无缘无故地消失,许多的疾病,都是因为平时不健康的生活方式,不节制的工作和娱乐,不乐观开朗的心态造成的。尤其是'三高'的人群,已经是半个患者了,如果还不调节好自己的身体,那么健康的崩溃是迟早的事情。看,这里就写着脑卒中的高危因素和预防知识呢。"

脑卒中的发病原因和高危因素

脑卒中常常发病急骤,往往在短时间内,脑部损害症状达到高峰,这使人感到突然。其实促使脑卒中发生的病理过程一般是比较缓慢的,发展到一定程度时,在某些诱发因素的影响下,才会急性发作,从而出现严重的症状。

一、脑卒中发生的长期原因

脑动脉血管壁的损害是脑卒中发生的最基本条件之一。引起脑血管壁损害的原因多种多样,其中最常见的原因有脑动脉粥样硬化、高血压及其他类型血管病变。首先,我们来说动脉粥样硬化引起的血管损坏。

脑动脉粥样硬化其实是一种发生在脂质代谢紊乱后的动脉血管变化,表现为动脉壁增厚、管壁变硬、内膜粗糙及管腔狭窄,其发病与高血压、高脂血症及糖尿病等因素有关。由于脂质代谢障碍而使脂质沉积在动脉内膜上,形成粥样斑块,这些斑块向管腔内凸出,使管腔狭窄或闭塞。这就像河流一样,若泥沙较多,天长日久,泥沙淤积最终导致河流中断。脑动脉因粥样硬化,血流缓慢,血液黏稠度增高,就容易形成脑血栓;另外,脑血管壁由于脂质积聚,内膜受损,变得脆弱易形成微小动脉瘤。当血压骤升时又易破裂出血,发生脑出血。由此可见,不论是缺血性脑血管疾病,还是出血性脑血管疾病,都可在脑动脉粥样硬化的基础上发生,故脑动脉粥样硬化是引起脑血管疾病的重要危险因素之一。

008

长期慢性高血压可引起高血压性脑小动脉硬化,其结果同样也是动脉管壁硬化增厚,管腔狭窄,弹性下降。如果此时由于服降压药物剂量增大,使血压骤然大幅度下降,血管壁弹性下降,血管管径的突然增大,但仍不能代偿血压减少引起的血流减少,继而导致局部脑血管血流的滞缓,血栓容易形成,最终形成缺血型脑卒中。因此,高血压患者降压必须平缓,不宜过快。服降压药时,应经常检查血压。特别是老年人血压波动较大,更要密切观察。血压升高时可有头痛、头晕、走路步态不稳等,血压过低也会由于脑供血不足而产生类似症状。当出现上述症状时,不要只考虑到血压又升高了,便自行服用降血压药物和加大剂量,也应考虑到血压过低的可能性。

另外,长期高血压也可引起细小动脉变性,严重时可出现动脉壁坏死。此时可在一过性高血压时,膨出成为微动脉瘤。这种微动脉瘤可在一过性血压急剧升高下破裂,而发生脑内自发性出血。因此,对于高血压病患者来说,平时血压的波动幅度较大时(如过度疲劳、寒冷、精神紧张及饮酒过度等),最易出现出血性脑卒中。

当然,还有其他引起脑血管壁损害的疾病,如全身动脉炎性病变、感染性动脉炎、动脉夹层病变、肿瘤及先天性脑血管病变等,这些病变均可以引起血管壁的损伤。脑动脉硬化是由许多因素缓慢促成的,单纯动脉硬化并不足以引起脑卒中,总有别的促成因素才会引起。

引起脑卒中的另两个基本原因是血液成分异常和血液流变学异常。在下列一些疾病中经常会出现血液成分异常:各种栓子(如风湿性心脏病或房颤时附壁血栓脱落、长骨骨折脂肪血栓、肿瘤栓子等);红细胞异常(如红细胞增多症);血小板异常(如血小板积聚度增高、血小板增多症);白细胞异常(如白血病);凝血因子异常(如高凝状态)。血液流变学异常有血液黏度增高和血液浓缩等。

二、脑卒中发作的诱发因素

流行病学调查表明:一些因素对脑卒中的发生密切相关,被认为是本病的致病因素,又称诱发因素。它们分为两类:一类是无法干预的,如年龄、遗传等;另一类是可以干预的,如果能对这些因素予以有效的干预,则脑血管疾病的发病率和死亡率就能显著降低。引起脑卒中的危险因素有:年龄、遗传、高血压、低血压、心脏病、心律失常、糖尿病、高脂血症、吸烟、饮酒、肥胖、口服避孕药,饮食因素如高盐、多肉、高动物油饮食,饮浓咖啡或浓茶、体力活动过量、紧张、兴奋及受寒等,均被认为是脑卒中的危险因素。

三、易患脑卒中的人群

容易发生脑卒中的人群,临床上常称为"脑卒中易患人群"。这些人具有导致形成脑卒中的危险因素,他们在平时虽无症状,但可能已经由于这些危险因素的存在,而早已出现一些脑血管病变的慢性病理过程,如脑血管的动脉粥样硬化。下面对各类脑卒中的易患人群分别进行阐述。

1. 高血压病患者

高血压是脑卒中发生的主要原因之一。研究表明,无症状的高血压病患者,脑卒中的发病率约为正常血压者的4倍,而未经治疗的高血压患者发生脑卒中的机会要比血压控制良好者高10倍。我国的统计调查表明,70%的脑卒中患者有高血压病史。高血压时间越长，血压越高，脑卒中的发病概率越高，尤其是当舒张压急剧升高或血压波动较大时，更容易发生脑卒中。长期高血压是导致脑出血的重要因素，因此，有效地预防和控制高血压，对预防脑出血的发生十分重要。

2. 糖尿病患者

据国内外的研究资料表明，约有 20％的脑血管病患者同时患有糖尿病，并且糖尿病患者动脉硬化的发生率较正常人要高 5 倍，发生动脉硬化的时间比正常人要早，动脉硬化程度亦较严重，能广泛累及大、小动脉，引起供应心脏、肾脏、脑、下肢、眼底等器官的动脉硬化。为什么糖尿病和脑卒中关系如此密切呢？其原因是由于糖尿病患者胰腺 β 细胞分泌胰岛素绝对或相对不足，引起糖、脂肪和蛋白质代谢紊乱，其中以糖代谢紊乱为主。胰岛素不足使葡萄糖转化为脂肪，大量脂肪又被转化成三酰甘油（甘油三酯）、游离脂肪酸及胆固醇，尤以胆固醇增加更为显著，结果造成高脂血症，加速糖尿病患者动脉硬化，这是一个值得注意的问题。一般来说，糖尿病患者常伴有微血管病变和大动脉硬化两种病变。除了糖尿病引起动脉硬化是脑卒中的病理基础之外，其血液流变学的异常亦是不容忽视的因素。因为糖尿病患者的血液常呈高凝状态，血小板凝聚功能亢进，血液有不同程度的凝固现象。这些因素均有利于血栓的形成，促使缺血性脑卒中的发生。

3. 高脂血症患者

研究表明，高脂血症是脑卒中的独立危险因素之一。其原因大致如下：首先，血脂增高后可以加速脑动脉硬化的发生或使其更加严重，高胆固醇血症的患者胆固醇更容易在动脉壁上沉着，使管壁变厚，血管狭窄，易导致脑局部供血量不足；其次，血浆脂蛋白及胆固醇含量增高使血液黏度增高，红细胞表面负电荷降低，使血流速度减慢而造成血液凝固性增高，容易发生脑血栓形成；另外，血脂增高往往同时伴发糖尿病，更加重了血管的损害。

4. 心脏病患者

心脏病可直接影响脑血流的供应，因此心脏病有直接引发脑卒中的可能。心功能不全，特别是心电图示左心室肥大，则是脑卒中的重要危险因素。风湿性心脏病、心房纤颤及心脏传导阻滞等均易发生脑卒中。由心脏病引发脑卒中，主要通过两个途径：一是心脏自身的病变，或心脏瓣膜及心室壁的栓子，进入血液循环，阻塞了脑部血管造成脑栓塞；二是由于严重的冠心病及心功能不全等，导致心脏输出量减少，脑灌注不足，脑部缺血，血液流速减慢，最终导致脑血栓形成。

5. 吸烟者

吸烟者的脑卒中危险性比不吸烟者高 1.5 倍。值得庆幸的是,无论男性还是女性,戒烟后数年内,脑卒中的危险性均降至不吸烟者的发病水平。吸烟作为心脑血管疾病的危险因素,主要是尼古丁和烟雾中的一氧化碳直接损伤动脉血管内皮细胞而促进血栓的形成。吸烟还可使血小板黏滞度增加,也可导致并增加心脑血管疾病的发生。香烟中的尼古丁可以使安静时的心率加快、收缩压与舒张压升高,心肌对氧的需求增加。

6. 过量饮酒者

尽管适量饮酒可以减少脑卒中发生的危险,但是过度饮酒却会促使脑卒中的发生。酒精有直接致心律失常的作用,可引起心律失常或心肌病,以心房颤动最为多见。酒精引起的心房颤动和心肌病使心脏输出的血量减少,造成附壁血栓形成,引起心源性脑血栓。酒精还可引起强烈的血管反应,造成血压变化无常。如果血压下降过多过快,容易造成心脏和脑部供血不足,如果血压急剧上升,也可导致脑血管破裂,发生脑出血。酗酒后的急性酒精中毒还可促进血小板聚集而使血液黏度增高,诱发血栓形成。

7. 偏头痛女性

有偏头痛史的年轻女性患者局部缺血性脑卒中的危险性是正常人的 3.5 倍左右。研究认为,如果这些女性是吸烟者、高血压患者或服用口服避孕药者,那么,她们发生脑卒中的危险性可能会更高。偏头痛易发脑卒中的原因可能还与偏头痛患者的血液黏滞度的增高有关。

8. 血液黏滞性增高的患者

引起血液黏滞性增高及血液凝固性增高的疾病有红细胞增多症、骨髓增生综合征及异常球蛋白血症等,这类疾病可引起血液黏滞性增高,血流缓慢,从而引起全身和脑缺血的症状;而血栓性血小板减少性紫癜、服避孕药、产褥期、红斑狼疮及肾病综合征等引起的血液凝固性增高亦是同样的道理。

9. 颈椎病患者

脑的血液供应来自一对颈内动脉和一对椎动脉。左右椎动脉入颅后吻合形成一支基底动脉,总称为椎基底动脉。在脑内椎基底动脉与左右颈内动脉吻合成脑底动脉环,以此调节颈内动脉与椎基底动脉供血区脑的血液供应。患颈椎病时,骨质增生可形成骨刺,造成椎间孔狭窄、刺激椎动脉,导致椎动脉痉挛、受压,从而影响椎基底动脉的血液供应,以致易发生脑卒中。

10. A 型性格行为者

根据心理学的分类,对人的性格行为分为 A 型、B 型和不典型 3 种类型。A

型性格的特征是进取心强、雄心勃勃、愿望强烈、有斗争魄力、工作出色、有时间紧迫感、经常处于紧张和应激状态,对困难和挫折能有所预见,但缺乏耐心、易于激动,偏于外向型性格。B型性格的特征是不好争强,从容不迫,不易与人冲突,偏于内向型性格。不典型者介于A型、B型两型之间或两者兼备。

研究证明,A型性格者患脑血管病的危险较其他人高7倍,50岁以上者更为显著。为什么A型性格者易患脑血管疾病呢?A型性格者常面临时间紧迫感、工作和生活上的压力,使大脑皮质过度兴奋而影响自主神经、体液及内分泌腺的正常生理活动,使体内儿茶酚胺异常,促皮质激素分泌增多,血中肾上腺素浓度升高,从而使心跳加快、血压升高、血脂增高、血小板聚集性增高而促发脑血管病。因人际关系紧张,过度警惕和受挫及争强好胜,缺乏满足感可使大脑皮质处于较高的紧张状态,产生焦虑情绪,脑卒中便由此发生。

11. 慢性支气管炎患者

慢性支气管炎以及由它继发引起的阻塞性肺气肿,可以造成低氧血症和血液黏稠,从而使脑卒中容易发生。此病患者脑卒中的危险性要比一般人高4倍。

12. 便秘患者

人进入老年后,肠道蠕动功能常常减退,老人多有便秘现象。同时,不少老年人也伴有一定程度的高血压和高脂血症,其体内大大小小的动脉血管壁上一般都沉积有胆固醇,由此发生程度不同的血管硬化、变脆、弹性差、收缩力降低,容易破裂出血;在排便时往往要用力屏气,使腹腔内的压力增高,血管的内压也随之增高,极易造成血管破裂出血。然而,倘若患者的高血压和血管硬化症状没有经过有效的治疗,血压极度升高时,可进一步发展到脑血管破裂,出现脑出血。

13. 老年患者

85%脑卒中患者的年龄在50岁以上,那么脑卒中为什么好发于老年人呢?显然,老年人更容易具备上述脑卒中发生的基本条件。首先,老年人随着年龄增长,动脉硬化在生理变化和诸多病理性因素相互作用的基础上不知不觉地发生了。可以说,每一位老人都可能有动脉硬化,只是发生早晚和程度不同罢了。

其次,高血压、糖尿病及高脂血症也是老年人的多发病,患有这些疾病的人的动脉硬化的发生率比正常人分别高4倍和2倍。高血压更是与动脉硬化相互促进的疾病,即长期高血压者动脉硬化发生得早,而且严重;动脉硬化的加重反过来又会对高血压发生不利的影响。实际上,老年人即使没有这些易患因素,随着年龄增长,动脉壁也会因生理性退化而发生变性,包括纤维组织增生、脂质和钙质的沉积等,也就是动脉硬化的改变。

既然老年人患有动脉硬化几乎是普遍的,那么在某些诱发因素的作用下都有发生脑卒中的可能性。例如,着急生气或大便干燥用力引起血压升高时,深沉睡眠中血压偏低时,心脏泵血量减少时,创伤、手术及感染发热造成血容量不足时,寒冷诱发血管痉挛时,夏季脱水造成血液黏稠时等等。因此,把 50 岁以上的年龄作为脑卒中的危险性因素之一并不是言过其实的。当然,也不要谈虎色变:一则动脉硬化的发生有早有晚、有轻有重;二则只要在医生指导下有针对性地采取预防措施,就能够避免或推迟脑卒中的发生。

事实上,这些危险因素常常同时出现在同一个患者身上,共同促进脑卒中的形成,而不是孤立地发生作用,更何况只有脑动脉硬化并不足以引起脑卒中,总有别的危险因素促成才会引起。因此在预防脑卒中的危险因素时,应先对患者进行全面系统的评价后,再制订出相应综合的预防措施。

四、脑卒中的一级预防和二级预防

1. 脑卒中的一级预防

首先应该了解什么叫医学上所说的"一级预防"。脑卒中的"一级预防"是指在疾病发生前的预防,即通过早期改变不健康的生活方式,积极主动地控制各种治病的危险因素,从而达到使脑卒中不发生(或推迟发病年龄)的目的。医学名词里还有"二级预防";对于脑卒中来说,二级预防是指得病后如何预防再次发生脑卒中,概念和一级预防是完全不一样的。

◆ 高血压病是引起脑卒中的最重要的元凶

高血压病被认为是脑卒中的最重要危险因素。研究发现,人群平均收缩压(高压)水平每升高 10～12 mmHg,或平均舒张压(低压)水平每升高 7 mmHg,人群中脑卒中的发病率就会升高约 50%。

长期、持续的血压升高,可加速动脉硬化。在突然增高血管内的压力时,可使脑内血管破裂发生脑出血。真是太可怕了。所以,患了高血压病一定要坚持治疗、合理治疗。

◆ 动脉粥样硬化是引起脑卒中的重要原因

如果颈动脉和椎动脉中的某一条或多条血管的管壁像老化的水管子一样有很多的锈垢(动脉粥样硬化斑块),那么这些斑块的碎片一旦掉下来,就有可能顺着血流进入脑动脉而造成脑梗死。此外,颈动脉或椎动脉的主干管腔变窄或闭塞,其末端血管还可以因得不到足够的血液供应而出现脑梗死。现有研究证明,长期规律服用他汀类药物可以稳定或逆转斑块。因此,如果患者发现动脉粥样硬化斑块就必须引起重视,应服用他汀类药物治疗,以预防脑卒中的发生。

◆ **脑卒中的综合预防法**

脑卒中的预防要以"健康四大基石"为主要内容,以改变不良生活方式为基础,平日主要应做到以下 10 点:①控制高血压;②防治糖尿病;③戒烟、少酒;④保持情绪平稳;⑤防止大便秘结;⑥饮水要充足;⑦坚持体育锻炼;⑧饮食清淡;⑨注意气候变化;⑩定期进行健康体检。

◆ **预防脑卒中要从幼年开始**

动脉硬化的病理改变往往从幼儿时期就已开始,并随着年龄的增长而逐渐加重。主要原因是与食物中的脂肪含量过高、高糖饮食导致幼年肥胖有关。

高脂血症和肥胖是引起动脉硬化的主要原因之一。从幼年开始,适当控制高胆固醇及高糖食品的摄入,多吃蔬菜与水果;养成不偏食、不过量的饮食习惯;积极参加多种体育活动,养成好的生活习惯。从幼年就开始培养健康的生活方式,对人的一生极为有益。

◆ **积极防治高血压、糖尿病对预防脑卒中至关重要**

既然已经知道高血压病、糖尿病等是引起脑卒中的重要危险因素,所以一定要定期体检,及时发现这两种疾病,早期开始治疗。一般在发病早期可先不服药,先改善不健康的生活方式,如作息规律、情绪平稳、增加运动、戒烟少酒、少吃肥肉、多吃蔬菜和水果、减少食盐摄入等方法控制。若持续 3 个月或半年仍不好转时,就应该开始服药治疗了,并且这两种病一旦开始服药就不能随便停止。因为高血压病、糖尿病是不容易治愈的,服药的目的是控制病情发展。所以,千万不要误认为服一段时间的药病就会完全好了,不用再服药。这是非常有害的做法。应当牢记,积极防治高血压、糖尿病对预防脑卒中是非常重要的。

◆ **有心脏病的人易发生脑卒中**

国外研究显示,房颤可以增加脑卒中的风险 3～4 倍。我国目前的大规模房颤流行病学调查资料显示,房颤患者脑卒中的发生率达到 12.1%,以缺血性脑卒中为主,明显高于非房颤人群的 2.3%。

除房颤外,其他类型心脏病也会增加缺血性脑卒中的危险,包括急性心肌梗死、心肌病、瓣膜性心脏病(例如二尖瓣脱垂、心内膜炎、瓣膜修复),以及先天性心脏病(如卵圆孔未闭、房间隔缺损、房间隔动脉瘤)。脑卒中的发生与有症状或是无症状的心脏病均密切相关。国外一项研究结果表明,无论在何种血压水平,有心脏病的人发生脑卒中的危险都要比无心脏病者高 2 倍以上。

　　脑卒中是急性心肌梗死患者重要的并发症之一,发生率在 8%～12%。急性心肌梗死可导致房颤,因此是心源性血栓的来源之一。由于急性心肌梗死与脑卒中存在部分共同的危险因素,急性心肌梗死患者往往也是脑卒中危险性增加的一个群体。

◆ 血脂异常与缺血性脑卒中关系密切

　　近年一些国内外研究表明,血脂异常与缺血性脑中风的发生率之间存在着明显的关系。总胆固醇每升高 1 mmol/L(38.7 mg/dl),脑卒中发生率就会增加 25%。高密度脂蛋白胆固醇(HDL－C)的作用是不同的,它的检测值是越高越好。HDL－C 每升高 1 mmol/L,发生缺血性脑卒中的可能性可以减少 47%。一般缺血性脑卒中的发生与长期高三酰甘油(甘油三酯)水平、低密度脂蛋白胆固醇(LDL－C)水平较高和低 HDL－C 水平有密切关系。

◆ 颈动脉狭窄与脑卒中风险

　　国外有研究发现,65 岁以上人群中有 7% 的男性和 5% 的女性颈动脉狭窄在 50% 以上,分别有 1.2% 和 1.1% 的患者颈动脉狭窄达 75%～99%。老龄化研究结果显示,70 岁以上有 4% 的患者颈动脉狭窄超过了 75%。多项研究均比较了不同颈动脉狭窄程度患者的脑卒中风险。总的来说,45% 的同侧无症状狭窄而对侧有症状狭窄的同侧脑卒中是因为腔隙性梗死或心源性栓塞。因此,无症状的颈动脉狭窄患者应主动查找狭窄病因,并在医生指导下积极采取早期干预措施尤为重要。

◆ 适度的运动可预防脑卒中

　　生命在于运动,经常运动的人患脑卒中的概率明显减少。据统计,40 岁后的男性积极运动比不活动的同龄人发生脑卒中的危险低 30%。

　　运动能够增强心脏功能,改善血管弹性,促进全身的血液循环,增加脑的血流量。运动能够扩张血管,使血流加速,并能降低血液黏稠度和血小板的聚集性,从而减少血栓形成。运动可以促进脂质代谢,提高血液中 HDL－C 的含量,从而可以预防动脉硬化。

　　在实践中,以每天快走 30 分钟为例,脑卒中的概率可降低 30%。快走是指在 12 分钟内需走完 1 公里的距离。坚持每天适度的体力活动,每次活动的时间以 30～60 分钟为宜。

◆ 肥胖者易发生脑卒中

　　肥胖可通过升高血压间接影响脑卒中的发生。研究证实,肥胖对血压的影响很大,降低体重可减少患高血压的危险。超过标准体重 20% 以上的肥胖者患高血压的危险性明显增高,其中高血压的患病率比正常体重者高 3 倍。肥胖也易引起脑卒中,因此肥胖者一定要积极控制体重。

◆ **吸烟与脑中风**

近年的研究已得出明确结论,吸烟可增高脑卒中的风险。特别是容易引发脑血管堵塞。国外有研究人员用氙吸入法连续测定吸烟者及对照组(不吸烟者)的脑血流量,发现吸烟者两侧大脑半球血流量明显减少,从而提示长期、大量吸烟可使脑血管舒缩功能降低,并加速动脉血管硬化而增加脑卒中的危险。因此,劝吸烟者戒烟是减少发生脑卒中的有效措施之一。

◆ **饮酒者要注意控制量**

无论一次醉酒或长期大量饮酒,都会增加脑出血的机会。最近国外研究认为,喝酒的人每天饮酒的量和脑卒中密切相关,每天少量饮酒(折算成酒精,每天不超过 30 g)对心脑血管可能有保护作用。而每天饮酒的酒精含量超过 60 g时发生脑梗死的危险明显增加。酒精可通过升高血压、导致血液高凝状态、心律失常、降低脑血流量等引起脑卒中。所以,喝酒者一定要注意控制饮酒的量,多喝有害健康。

◆ **饮食营养要合理**

有研究提示,平时吃水果和蔬菜较多的人患脑卒中的机会相对较少。每天增加 1 盘水果和蔬菜大约可使脑卒中的危险降低 6％。

我国居民的饮食习惯与西方人差别较大。近年来由于生活水平的普遍提高,人们的饮食习惯正在发生较大变化。每天吃肉食的比例明显上升,特别是动物性脂肪的摄入量增长较快。脂肪和胆固醇的过多摄入可加速动脉硬化的形成,因而容易导致脑卒中。另外,我国北方居民食盐的摄入量远高于西方人。吃盐过多可使血压升高并促进动脉硬化形成,很多研究都确认它与脑卒中的发生密切相关。

2. 脑卒中的二级预防

所谓二级预防,是针对已经有脑卒中症状或已发生脑卒中后的患者而言,这些人需预防再次发生脑卒中。此时除了继续控制各种危险因素外,还需根据脑卒中的不同原因预防再发。若为出血性脑卒中则主要应以控制血压为主。缺血性脑卒中则还需给予抗血小板药物或抗凝血药物及他汀类药物进行预防。使用的时机应在药物安全性无虑的情况下愈早开始愈好。例如,某人发生脑卒中住院,若已确诊为脑血管硬化引起,则医生会立即给予抗血小板药物及他汀类药物以预防脑卒中的再次发生。

约有 1/3 的脑卒中发病前会有短暂性脑缺血发作(简称 TIA),这是因为输送到脑部的血液和氧气暂时中断所致。短暂性脑缺血发作也叫"小中风",其症状通常持续数分钟到数小时,不超过 24 小时。然而,这种"小中风"却是个强有力的先兆,如不积极预防,真正的脑卒中将会在短期内发生。事实上,半数以上的患者在脑卒中发病前都有短暂性脑缺血发作的病史。

动脉粥样硬化血栓形成是一个很常见的疾病,也是造成人类的主要死亡原因,甚至高于恶性肿瘤。不幸的是,很多人在发生脑卒中或心肌梗死前都没有意识到有这种病。动脉粥样硬化血栓形成时,当某一根动脉血管上的粥样斑块破裂,大量斑块堆积而形成血栓,造成血管狭窄或堵塞,进而导致重要生命器官供血和供氧减少。如果血栓形成位于供应脑的动脉,就会发生脑卒中。如果血栓形成在心脏的血管中,就会导致心肌梗死的发生。

一般导致血栓形成有 3 个原因(图 1-1):血管壁损伤、血液高凝状态和血流速度改变。当血管内皮受到损伤时,胆固醇和一些其他物质就像牙齿上沉积的牙斑一样在动脉血管内壁上沉积,导致血管狭窄。这些"沉积物"也称"斑块"。由于斑块沿着动脉血管壁沉积,使血液越来越难以流过。斑块也有可能会破裂,当血液中称作血小板的血细胞黏附在一起,修复损坏的斑块时,就形成了血栓。随着血小板不断堆积,血栓可以变大,直到堵塞动脉。血栓也可能变

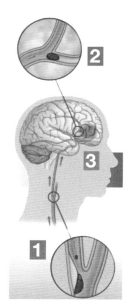

图 1-1　动脉粥样硬化血栓形成导致缺
血性脑卒中的原理

1. 一小块血栓脱落,然后沿着血流到达脑部。
2. 血栓被卡在某一小动脉的分叉处。
3. 该小动脉供应的局部脑组织由于缺血缺氧而导致细胞死亡。

得不稳定并且脱落，顺着动脉血流，最后到达更小的血管内。当血栓阻塞脑部动脉血管时，会阻碍血流，导致脑卒中或短暂性脑缺血发作的发生。

研究发现，缺血性脑卒中患者再次发生的比例比普通人群高9倍。短暂性脑缺血发作后7天内发生脑卒中的风险为8%～12%，1个月内发生脑卒中的风险为11%～15%，90天内发生脑卒中的风险则高达20%。脑卒中发生后一年内，约有15%的人会因再次脑卒中、心脏病发作而住院或死亡。脑卒中后5年内，每100位患者中有30人会再次发生脑卒中，死亡原因多为心肌梗死或缺血性脑卒中。

脑卒中再次发生后，后遗症及肢体残障往往要比第一次严重得多，其中约有25%的人因发生二次脑卒中而导致死亡。因此，如何防止动脉粥样硬化血栓的形成，是预防再次发生脑卒中的关键。

脑卒中无论是初次还是再次发作，高血压都是一种密切相关的危险因素。患者血压水平高于160/100 mmHg可使脑卒中再发的风险明显增加。首次脑卒中后的患者，不论既往是否有高血压史，均需密切监测血压水平。急性期降压治疗应缓慢，以防止由于脑血流灌注不足引起的脑损伤。但是，在脑卒中急性期(2～4周)过后，患者病情稳定时，在患者可耐受的情况下，最好能将血压降至140/90 mmHg以下。所有高血压患者均应在改变不健康的生活方式基础上，合理选用降压药物并应坚持治疗。研究表明，舒张压保持在80 mmHg以上时，每降低5 mmHg，脑卒中再发风险可降低15%。新近的研究表明，即使在140/90 mmHg以下的血压，若大幅波动，也会导致较高的脑卒中复发以及其他心脑血管问题。坚持每天多次测量血压有助于发现这种问题。对于那些血压波动较大的人，建议每天清晨醒来时测一次晨起血压，每日服用高血压药之前再测一次服药前的血压。这样可以了解每天服的降压药是不是能够把24小时的血压都能控制得很好。

无论在何种情况下，对于可控危险因素的控制都非常重要，这包括血压水平、血胆固醇水平、吸烟、糖尿病、肥胖等。可以通过改变生活方式来控制上述危险因素(合理饮食、增加适度运动、降低食盐摄入量、戒烟)。如果改变生活方式效果不好，则必须使用药物治疗。

目前临床药物治疗包括：对高血压患者使用抗高血压药；高胆固醇血症患者使用他汀类或贝特类药；其中，降压药、抗血小板药、他汀类药物、已被证明可预防脑卒中的复发。

第二章 康复之路要提前一步

第一节

不良体位，引发疼痛和并发症

今天是黄凯军回到家的第二天，住了近3个月的医院，经过昨天一天出院的忙碌，回到温暖的家，躺在熟悉的床上，这一觉睡得是踏踏实实，惬意极了。他还在迷迷糊糊中，总觉得自己的这场病就像一场梦一样，如果梦醒了，病就好了该有多好啊。

清晨的阳光照到黄凯军的脸上，他睁开眼，看着窗外熟悉的景色，听到妻子在厨房忙碌的声音，顿时也增强了许多信心。一切都会好起来的，他默默地对自己说。黄凯军想要翻过身，照着医院学到的翻身坐起的方法自己坐起，开始新的一天。可是此刻，左肩处的一阵刺痛使他停了下来，他又惊又疑，看着自己的左肩痛处，他明显地感觉到自己的身体是卧向不好的左侧，他心里想着不好了，光顾回家高兴舒服了，忘了治疗师再三交代的在家里也要保持良好的睡姿的要求。他深信左肩的疼痛是由此引起的，在医院里他听过很多次关于此方面的患者宣教和其他病友出现肩痛后的交流，他一直很庆幸自己的这场病没有带来其余的更多的机体的疼痛。可是，在出院后的第一天清晨就出现了这种不舒服着实让他有种不祥的感觉。他脑海里闪过了康复治疗师在给他训练时的一些宣教内容，包括何种睡觉姿势、坐位姿势、站立姿势是利于偏瘫患者的恢复，他的治疗师常常挂在嘴边的一句话是："正确体位，事半而功倍。"

　　部分患者回家后仍需要较长时间的卧床休息或者不能主动地改变体位,这部分患者不管是软瘫还是硬瘫,均应注意正确的体位。偏瘫患者的患侧在运动功能丧失的情况下往往会有不同程度的感觉减退,正常肢体受到长时间的压迫也会产生麻木酸胀疼痛感,而脑卒中患者的患侧时常感觉不到或感觉微弱。同时,因肌肉和软组织的软弱无力而不能很好保护关节,也会因为长时间的压迫造成关节畸形和肌肉萎缩。

　　脑卒中患者不管在哪种体位,坐位或者卧位,均要求每两小时至少改变一次体位,家属还应该多备用一些柔软的毛巾,靠垫或枕头,以便使用;并根据康复护士及治疗师的要求尽量维护患者的正确体位,预防压疮并给予患侧适当的感觉刺激。同时,家属在进行操作时需要注意以下 3 点。

1. 仰卧位(图 2-1,图 2-2)

　　头部用枕头舒适地支撑,不要有过伸、过屈和侧屈。

　　患侧上肢、肩膀充分前伸,用毛巾垫高以防肩胛骨后缩,上肢伸直稍外旋外展,放在枕头上,手心向上或向下,上肢的高度一般高出心脏水平即可;手指自然伸展并分开;如出现手指易于屈曲,最佳姿势为手背侧使用牵伸器具,将手牵伸至自然伸直位,也可在手中握住较软物品防治手指、腕的屈曲挛缩(图 2-1)。

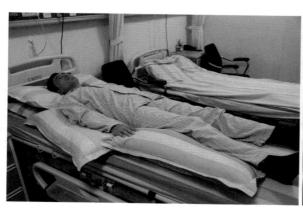

图 2-1　仰卧位患侧上肢

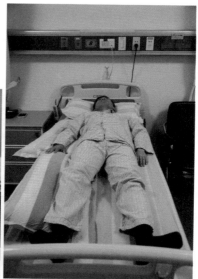

图 2-2　仰卧位患侧下肢

　　患侧下肢、患侧臀部大腿外侧放置靠垫以防下肢外旋,使骨盆和髋前挺;大腿稍向内收、内旋;膝盖下用靠垫稍垫起使其微屈,以防止和控制下肢的伸肌优势导致日后站立和行走出现僵直状态;脚踝自然放松但保证足尖向上,足不要悬空,并与小腿垂直。最佳姿势为脚背侧使用牵伸器具,将脚踝牵伸至背伸约90°位(图2-2)。

注意: 　患者仰卧位平躺时,头颈须保持一条直线,不要歪向任何一侧。(痉挛期,患者上肢在仰卧位时,前臂宜旋后放置,同时腕背伸,尽可能伸直手指。有时需要安装支具,保证手指张开。这时不宜在患者手掌内放健身球,以免手指痉挛加重)

2. 患侧卧位(图2-3)

头部用枕头舒适地支撑。

躯干稍后仰,后方垫枕头,避免患肩被直接压于身体下。

患侧上肢伸展,肩膀充分前伸,肩关节屈曲90°左右;前臂旋后使手心向上呈自然背屈位。患髋伸展,膝稍屈曲。

健侧上肢置于体侧或稍前方(需在双手之间放上一枕头),健侧腿屈曲置于前面的枕头上。注意足底不放任何支撑物,手中可放一较软物品或不放任何东西。

患侧在下,注意患侧肩关节应稍向前伸展,不要过分受压,患侧肘关节伸展,肩背部用靠垫支持,健腿屈曲向前并垫高,患腿髋关节伸直膝关节微屈,避免健腿直接压于患腿上。

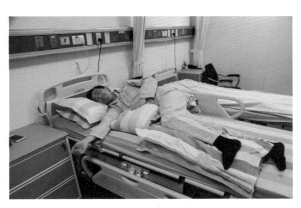

图2-3　患侧卧位

3. 健侧卧位(图2-4)

头部用枕头舒适地支撑好;注意避免向患侧扭转。

躯干大致垂直于床。

患侧上肢、肩膀充分前伸,肩关节屈曲90°左右,肘和腕关节伸展,置于胸前的枕头上。

患侧髋、膝屈曲似踏出一步置于身体前面的枕头上,足部不要悬空。

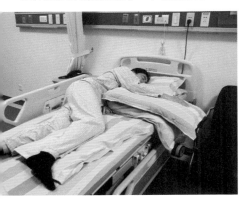

图2-4　健侧卧位

注意: 健侧在下,将患侧上肢放在胸前的枕头上,肩背部用靠垫支持,防止患者不经意间把患侧翻回去;同时注意使上肢处于伸展位;下肢置于屈曲向前并垫高位,两腿不要过度靠拢即可。

脑卒中后偏瘫的体位摆放仅仅是针对偏瘫患者卧床时,一旦能够完成翻身,逐步达到坐位时,即要鼓励患者日常活动尽可能地用倚靠坐位或轮椅坐位完成。一般的,脑出血的患者在2周后达到坐位,脑梗死的患者基本3天左右可以达到倚靠坐位都是比较安全的;达到坐起和坐位平衡的动作时,就应将训练的重点逐步从单纯卧-坐位转移延伸至更丰富的环境中去。原因是长期卧床会产生许多并发症,常见的有以下10种。

◆ 压疮:老年人皮下组织及血管数量减少,组织再生能力差,卧床太久,局部组织因受压不畅,很容易产生感染坏死、溃烂。解决的简单方法就是定时翻身,局部加棉垫或气垫,减少局部压迫,保持局部清洁卫生。

◆ 便秘、腹胀:长期卧床的患者,排便不习惯,因为食物发酵产气,以及呻吟时吞入的气体,使肠道膨胀。这就需要保持乐观情绪,适当给予消食如山楂陈皮、蜂蜜等,亦可进行腹部按摩或热敷,可缓解腹胀和便秘等。

◆ 尿结石:长期卧床易导致盐类晶体沉积,钙盐久滞于肾及尿道易形成结石。可以叮嘱患者多饮水,有利于微小结石排出;适量活动,有利于尿排出,不易形成结石;控制感染,防止尿呈碱性;少吃含草酸多的食物如菠菜、毛豆等,少吃动物内脏、咖啡、浓茶等。

◆ 高血钙、骨质增生、骨质疏松:长期卧床可加速骨钙吸收,一方面加速骨质疏松,另一方面,血钙水平上升,引起高钙血症,心律失常,腹痛,形成钙在关节腔中的沉淀,导致关节疼痛。解决方法是加强肢体活动,增强肌肉及骨骼的锻炼。

◆ 泌尿系统感染:长期卧床,由于精神因素和老年人膀胱收缩及储存能力下降,前列腺增生等原因,常出现尿潴留,易引起泌尿系统感染。要鼓励患者多饮水以增加排尿,必要时药物排尿,可行腹部按摩或插导尿管帮助其顺利排尿。

◆ 坠积性肺炎:老年人呼吸功能减退,肺活量减少,加上长期卧床,痰液积聚,咳出困难,易引起坠积性肺炎。应鼓励患者多做深呼吸,或主动按胸,轻叩背部,鼓励咳嗽排痰。

◆ 深静脉血栓、肺栓塞:肺栓塞多与下肢动脉血栓有关。多做肢体按摩,促进血液循环,必要时给予药物治疗。

◆ 心血管疾病：长期卧床，血流缓慢，心脏缺血，缺氧加重，引起心脏传导和自律性改变，易引起心脏病发作。应给予低盐、低脂饮食，鼓励患者适当活动四肢，控制体重。

◆ 口腔疾病：对于卧床的重患者，通过漱口、擦洗牙齿，做好口腔护理可以保持口腔的清洁、湿润、预防口腔的溃疡以及感染等并发症；还可以防止口臭、口垢，有利于促进食欲；同时通过对口腔进行护理，可以观察口腔的变化，及时发现有无溃疡、口臭或者感染等。

◆ 肌肉萎缩：由全身营养障碍、废用、内分泌异常而引起的肌肉变性、肌肉结构异常等病因产生的肌肉萎缩。注意保持乐观愉快的情绪，合理调配饮食结构，劳逸结合，严格预防感冒、胃肠炎。

因此，卧床时的正确体位摆放能够有效避免相关的并发症，但是休养和康复绝不等同于卧床，长期的卧床带来的后果是严重和深远的，一定要鼓励患者在多环境下积极主动地进行康复训练。对于瘫痪的患者，所有的体位都应该给予足够的重视，包括轮椅、椅子上的坐位以及站立姿势、行走姿势等（图2-5～图2-7）。

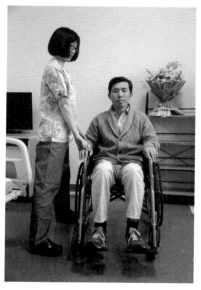

图2-5　正确的轮椅坐位

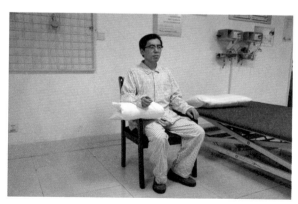

图2-6　正确的椅坐位

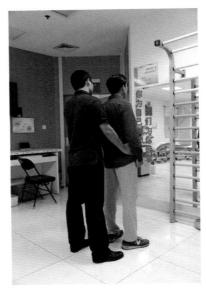

图 2-7 正确的站立位

第二节

被动运动的奥妙

黄凯军艰难地将身体翻正，左肩部的压力一减，疼痛也减少了许多，但是那种酸麻无力的感觉还是挥之不去。要是左手能够主动地动一动就好了，即使只是轻轻地甩甩手，此时也能让手臂放松许多啊，黄凯军沮丧地想着。他努力耸耸肩，想将这整条手臂抬离床面，可是手臂仿佛有千斤重一般，稍稍抬起一些就又重重的落回了床面。黄凯军心中又着急又难受，回到家第一天刚有的一点好心情也被破坏殆尽。

突然，他右手一拍脑袋，在康复病区做运动训练时，治疗师沈老师不是教过自己如何做自我的被动活动和助力运动么？脑海中像过电影一样将当时的种种方法一张张翻过，心中也笃定了下来，他准备将方法好好地复习一下。

1. 翻身训练和变换体位训练（图2-8～图2-12）

这是最基本的日常活动和躯干功能训练之一,主要目的是预防褥疮和肺部感染,不断变换体位可使肢体的伸屈肌张力达到平衡,预防痉挛模式出现。一般每60～120分钟变换体位一次,包括仰卧、健侧、患侧卧位。翻身时宜双手十指交叉(或称Bobath握手),头一定要先转向翻身的那一侧,每日进行多次,必要时训练者给予帮助。一般向患侧翻身比较容易完成,由于软弱的一侧肢体和躯干的运动能力差,向健侧就比较困难。在练习翻身前可以预先练习床上的上肢自我辅助练习(图2-8),直至可完成双上肢伸展,前方上举,并摆动伸向要翻过去的一侧;同时可将双腿屈曲并转向翻过去的一侧;如此反复可以完成左右两侧的翻身。

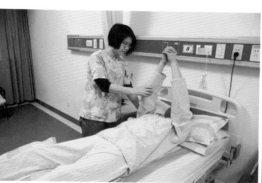

图2-8　十指交叉,患侧拇指在上(Bobath握手),健手带动患手上举

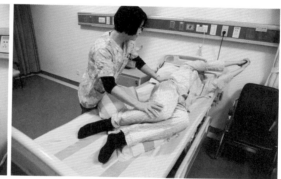

图2-9　双手交叉,摆动身体,进行健侧翻身训练

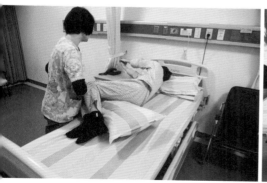

图2-10　双手交叉,摆动身体,进行患侧翻身

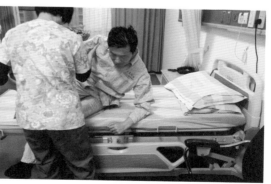

图2-11　体位转移,健侧卧位到坐位(健侧肢体用力撑住床面)

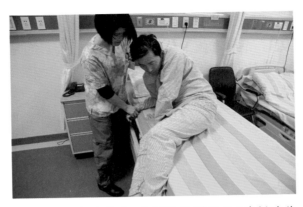

图 2-12　体位转移,患侧卧位到坐位(健侧肢体
用力撑住床面)

2. 肢体被动活动

脑卒中患者卧床时期的康复治疗并非消极地进行被动训练,而是应积极地以预防继发性损害为主,并逐步帮助诱导达到主动活动,争取早日下床进行训练。一方面要预防压疮、肌肉萎缩、关节挛缩、关节疼痛和心肺、泌尿系统及胃肠道并发症的发生;另一方面,也是为即将要开始的主动功能训练做准备。

多数脑卒中患者有着不同程度的感觉功能障碍及认知功能障碍,有的患者甚至可能感觉不到患侧肢体的存在,或者出现"患侧忽略"(即对患侧肢体感知觉缺失,不注意患侧视觉、听觉、触觉,伴空间定位等行为能力的异常)的现象;也可能因为患侧肢体肌张力的过低和本体感觉的缺失,患者会感觉患侧肢体沉重无力,而不能训练。在训练患侧肢体时,注意要避免过度牵拉患侧肩部,并关注患侧是否疼痛。被动运动活动同时应注意自己的手感,例如,训练患侧关节时的阻力明显增大,这时则需要放慢动作,动作要轻柔。另外,还可用其他方法来刺激患侧(用冰水、毛巾或软毛刷轻擦、轻刷患侧肢体)。帮助进行患侧肢体的被动活动时,需要维持或改善患者的正常关节训练范围,并关注相对好的一侧肢体的感觉和运动能力,基本上每个需要患侧完成的动作首先指导健侧先能够完成,以便患侧能够有一个形象的学习和认识。

早期的床上活动是脑卒中康复的最重要的内容。主要目的是维持正常的关节活动度,减缓肌肉萎缩,增加感觉输入,预防挛缩及深静脉血栓形成等。

1) 上肢的被动活动

项目包括:上肢屈肌牵伸(肱二头肌和屈腕肌群等)和关节的被动活动(肩关节外旋、外展和屈曲,肘关节伸展,腕和手指伸展等)。

（1）帮助被动活动时正确的握持动作(图 2-13)：治疗者大拇指抵住患者大拇指指腹，将大拇指控制在外展位，其余四肢控制患者的其余四指。此方法可很好地缓解或预防患侧手的过度屈曲。

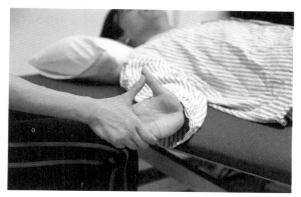

图 2-13　被动活动时的握持动作

（2）上肢关节的被动活动(图 2-14～图 2-19)：肩关节外旋、外展和屈曲，肘关节伸展，腕和手指伸展等；目的是保持上肢关节正常的活动度，并预防上肢关节挛缩；适当刺激患者上肢的运动感觉。

要使用正确的患侧肢体的持握方法，避免过度刺激患者掌心，防止抓握反应的出现；明确患者肢体正常的关节活动度；动作要轻柔缓慢；一般先从健侧开始，然后参照健侧关节活动度来对患侧肢体进行活动；一般按从肢体近端到肢体远端的顺序进行，避免拖拉患者上肢，造成肩关节损伤而产生肩痛。在急性期每天做 2 次，每次每个动作做 10～15 次。

● 肩关节外展训练(图 2-14)：患者卧位或坐位，训练者一手握住患侧上肢的上臂或肘部，另一手握住手部，使肘关节腕关节同时处于伸展位，缓慢地将患侧上肢向外侧伸展至与其躯干垂直，然后缓慢回到原始位置。

注意：在此训练过程中逐渐将患肢手掌向上，并始终保持肘关节伸直，注意肩关节外展的正常关节活动度。

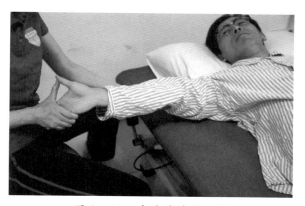

图 2-14　肩关节外展训练

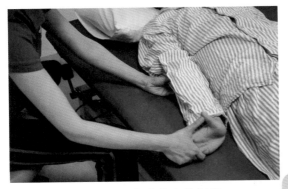

图 2-15　肩关节内收训练

● 肩关节内收训练(图 2-15)：患者卧位或坐位,肩关节外展 90°,训练者一手握住患侧上肢的上臂或肘部,另一手握住手部,使肘关节腕关节同时处于伸展位,缓慢地将患侧上肢由外侧运动至胸前,然后缓慢回到原始位置。

注意：在此训练过程中逐渐将患肢手掌向上,并始终保持肘关节伸直,注意肩关节外展和内收的正常关节活动度。

028

● 肘关节屈伸和旋转训练(图 2-16)：患者卧位或坐位,训练者一手握住患侧上肢的上臂或肘部,另一手握住手部,使肘关节腕关节同时处于伸展位,缓慢地将患侧上肢肘关节屈曲或旋转至最大活动度,然后缓慢回到原始位置。

注意：肘关节屈曲的正常关节活动度是 0~135°。

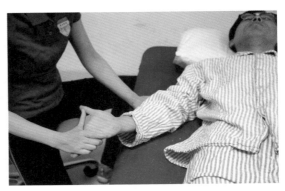

图 2-16　肘关节屈伸和旋转训练

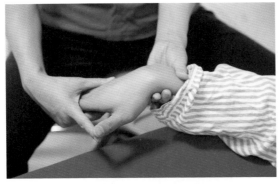

图 2-17　腕关节屈伸训练

● 腕关节屈伸训练(图 2-17)：患者卧位或坐位,训练者一手握住患侧上肢的前臂或者腕关节,另一手握住患者手部,缓慢地将患侧腕关节屈曲和伸展至最大活动度,然后缓慢回到原始位置。

注意：训练者要使用正确握手姿势,固定好患者的患侧大拇指,使其处于外展位。

● 腕关节尺侧或桡侧活动训练(图2-18)：患者卧位或坐位,训练者一手握住患侧上肢的前臂或者腕关节,另一手握住患者手部,缓慢地将患侧腕关节尺侧或桡侧活动至最大活动度,然后缓慢回到原始位置。

注意: 训练者要使用正确握手姿势,固定好患者的患侧大拇指,使其处于外展位。

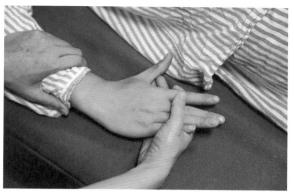

图2-18　腕关节尺侧或桡侧活动训练

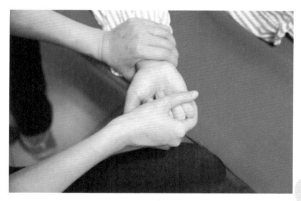

图2-19　手指屈曲训练

● 手指屈伸训练(图2-19)：患者卧位或坐位,训练者一手握住患侧上肢的前臂或者腕关节部,另一手握住患者手指部,缓慢地分别将患侧5个手指屈伸活动至最大活动度,然后缓慢回到原始位置。

029

注意: 训练者在进行手指屈伸前,适当进行一些手指分离牵引治疗。

2) 下肢的被动活动

项目包括：下肢的牵伸训练(踝关节和腘绳肌)和关节被动活动。

(1) 下肢的牵伸：包括牵伸踝关节和腘绳肌。牵伸踝关节的目的是可预防内翻畸形,牵伸腘绳肌的目的是可增加屈髋的角度。

● 踝关节牵伸训练(图2-20)：

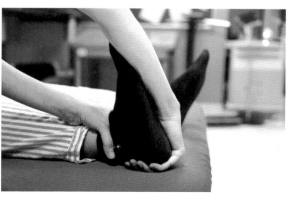

图2-20　踝关节牵伸训练

患者仰卧位,自然放松下肢,训练者左手握住患侧踝关节的上端,并向下按压以固定下肢;训练者右手握住患侧足跟部,前臂顶住足底,并向上移动踝关节。牵伸角度不超过 20°。

注意: 被牵伸的踝关节需要始终保持在矢状面(足尖垂直向上)上,同时训练者的牵伸手的着力点应在跖趾关节处(前脚掌),牵伸应均匀用力,每次牵伸至最大角度时,维持 10 秒钟。

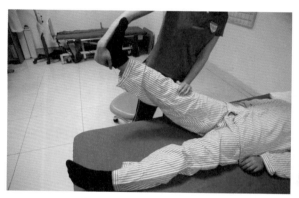

图 2-21　腘绳肌牵伸训练

● 腘绳肌牵伸训练(图 2-21):训练者左手控制患侧膝关节,以保持下肢稳定伸直;右手握住患侧足跟部,双手同时向正上方托起下肢,下肢后方肌肉轻微紧张即可。牵伸角度不超过 80°。

注意: 膝关节需伸直,同时应密切关注牵伸时患者的反应。

3) 下肢关节被动活动可以预防下肢关节的挛缩畸形

内容包括:屈髋屈膝、髋关节外展、髋关节内收、踝关节背伸、踝关节跖屈、踝关节外翻、踝关节内翻。目的是预防下肢关节挛缩,适当刺激患者下肢的运动感觉。

● 屈髋屈膝训练(图 2-22):训练者左手控制患侧膝关节,以维持髋关节的稳定;右手握住患侧足跟部,双手同时向头顶方向推,使髋膝屈曲;恢复起始位。

注意: 髋关节屈曲角度不超过 130°,操作速度均匀,缓慢。

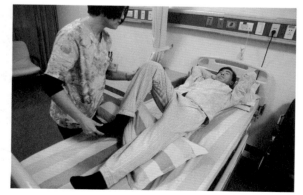

图 2-22　屈髋屈膝训练

● 屈髋屈膝加强训练(图2-23)：固定方法同上，推的方向是1点钟和11点钟方向(假使患者头部是12点钟方向，即稍稍偏左和偏右一点点)。

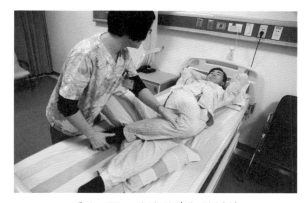

图2-23　屈髋屈膝加强训练

注意： 严格控制患者屈曲内旋和屈曲外旋的角度，不同患者不同角度，因人而异，训练者注意感觉患者完成动作时的阻力大小，进而决定患者的活动角度。

● 髋关节外展训练(图2-24)：训练者左手控制患侧膝关节，以保持下肢稳定伸直；双手同时向右侧移动下肢，下肢内侧肌肉轻微紧张即可。恢复起始位。

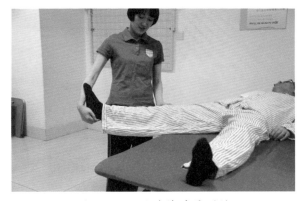

图2-24　髋关节外展训练

注意： 外展角度不超过45°，操作速度均匀，缓慢。

● 髋关节内收训练(图2-25)：固定方法同上；双手同时向左侧移动下肢，下肢外侧肌肉轻微紧张即可。恢复起始位。

注意： 内收角度不超过20°，操作速度均匀，缓慢。

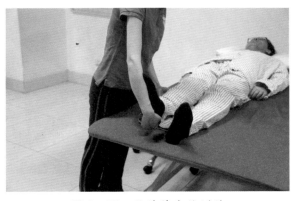

图2-25　髋关节内收训练

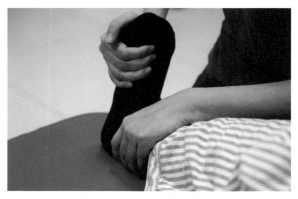

图 2-26　踝关节背伸训练

● 踝关节背伸训练（图2-26）：患者仰卧位，自然放松下肢，训练者左手握住患侧踝关节的上端，并向下按压以固定下肢；右手握住患侧足的中上部，并向上移动踝关节；恢复原起始位。

注意：背伸角度不超过20°，操作速度均匀，缓慢。

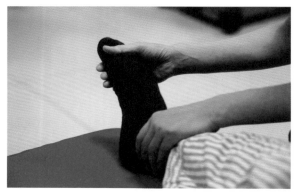

图 2-27　踝关节跖屈训练

● 踝关节跖屈训练（图2-27）：固定方法同上；右手握住患侧足的中上部，并向下移动踝关节；恢复起始位。

注意：背伸角度不超过50°，操作速度均匀，缓慢。

● 踝关节外翻训练（图2-28）：患者仰卧位，自然放松下肢，训练者左手握住患侧踝关节的上端，并向下按压以固定下肢；右手握住患侧足的中上部，并向外侧移动踝关节；恢复起始位。

注意：外翻角度不超过20°，操作速度均匀，缓慢。

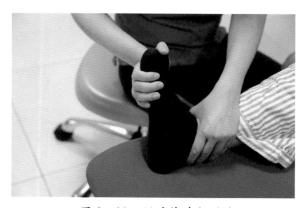

图 2-28　踝关节外翻训练

● 踝关节内翻训练(图 2 - 29)：患者仰卧位，自然放松下肢，训练者左手握住患侧踝关节的上端，并向下按压以固定下肢；右手握住患侧足的中上部，并向内侧移动踝关节；恢复起始位。

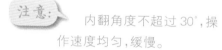 注意：　内翻角度不超过 30°，操作速度均匀，缓慢。

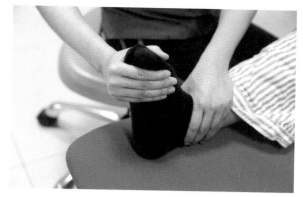

图 2 - 29　踝关节内翻训练

4）躯干被动牵伸训练(图 2 - 30)

患者仰卧位，双下肢屈曲，膝关节呈 90°左右，训练者左手轻轻平稳的按压患侧肩关节；右手轻轻平稳的按压患侧膝关节；左手按住患侧肩关节，使患者上半身固定，右手向对侧推动患侧膝关节，牵伸患侧躯干至最大活动度，然后返回起始位。

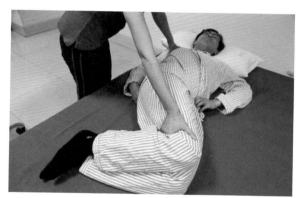

033

图 2 - 30　躯干被动牵伸训练

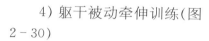 注意：　在操作的过程中，患者会感到轻微的呼吸困难，须提前告知患者；另外，躯干牵伸的维持时间为 5 秒，尽可能减少患者屏气的可能性。

5）肢体主动运动诱发训练

可酌情选用一些神经促进技术，以促进肌肉收缩，诱发粗大运动、抑制异常运动，尤其是近端肢体，如：Brunnstrom 技术、Bobath 技术、Rood 技术、PNF 神经促进技术等。

（1）PNF 神经促进技术：见图 2 - 31～图 2 - 34。

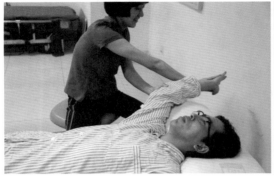 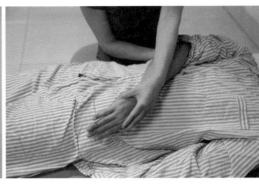

图 2-31　PNF 神经促进技术（起始位：上
举外展外旋）

图 2-32　PNF 神经促进技术（终点位：
屈曲内收内旋）

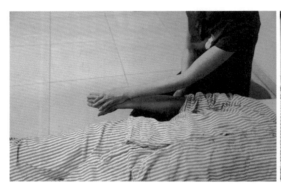 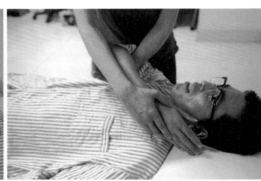

图 2-33　PNF 神经促进技术（起始位：屈
曲外展内旋）

图 2-34　PNF 神经促进技术（上举
内收外旋）

　　治疗前须让患者充分了解 PNF 神经促进技术治疗的目的,告知需要其自身的
参与;在治疗中,必须不断与患者沟通,给予患者指令,另外,训练者需要保持正确
的治疗体位。

(2) Rood 技术：见图 2-35,图 2-36。

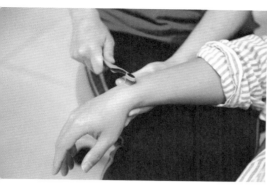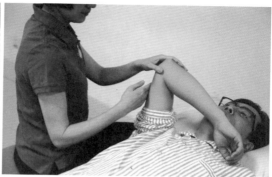

图2-35　Rood技术(远端向近端擦刷手臂 图2-36　Rood技术(拍打上臂背侧促进伸肘)
背侧)

注意：根据患者的情况,选择合适大小的拍打或者擦刷的强度,并在拍打或擦刷的同时,嘱咐患者进行同步的主动运动。

(3) Bobath技术：见图2-37,图2-38。

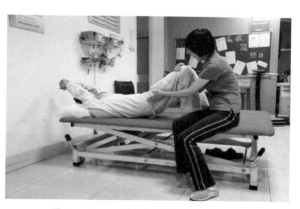

图2-37　Bobath技术：半桥训练

注意：正确使用Bobath的技术方法(Bobath握手上举上肢,手指交叉时,患侧大拇指在健侧大拇指上方)。治疗中速度需缓慢,不断与患者进行沟通,嘱咐患者在治疗师进行操作的同时,努力进行主动运动。

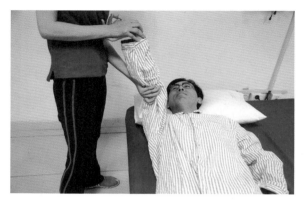

图 2-38　Bobath 技术：肩关节挤压训练

注意：　正确使用 Bobath 的技术方法（患侧肩关节向着挤压的相反方向推）。治疗中速度需缓慢，不断与患者进行沟通，嘱咐患者在治疗师进行操作的同时，努力进行主动运动。

6）坐位平衡（图 2-39，图 2-40）

由于老年人和较长时间卧床者易出现体位性低血压，故在首次取坐位时，不宜马上取直立（90°）坐位。可用起立平台或靠背架，依次取 30°、45°、60°、80°坐位（或平台直立位），逐步增加；理论上应避免床上半坐位，以免强化下肢伸肌优势。

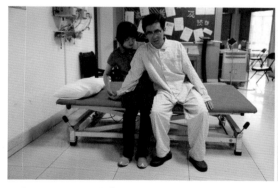

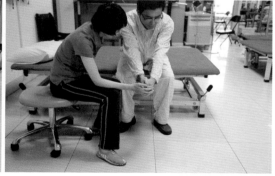

图 2-39　训练者协助下，患者坐位左右移动身体　　图 2-40　协助训练坐位平衡（身体前后移动）

注意：

通过以上一系列治疗内容,逐步建立康复治疗程序：床上正确体位—床上运动—坐起训练—坐位平衡训练—站立平衡训练—步行训练。训练者在功能训练过程中应进行简单的语言训练,包括简单的发声练习等,并负责患者的心理疏导以求患者尽可能地配合和以最佳状态进行康复治疗。

此阶段的康复治疗,基于患者的肢体功能介于卧床训练至坐位平衡之间,一旦下肢具备足够力量(表现为坐位时能够主动并稍微抗阻踢小腿),应开始坐站训练并进入下一阶段治疗。此阶段训练还有以下注意事项：

◆ 训练过程应该加强对患侧肢体的各关节保护,防止关节的损伤(特别是肩、髋等大关节)。四肢所有关节的训练,不仅是患侧,而且健侧各关节活动度的维持也是非常重要。

◆ 对于脑出血患者在早期康复治疗期间,应该注意治疗前后的血压、脉搏变化,一般心率不超过 120 次/分,收缩压升高不宜超过 20～40 mmHg。

◆ 训练过程中应该加强患者对于患侧肢体的注意,尽量调动患者的主观能动性,从而积极地配合治疗师的治疗。

◆ 对于已经出现肌肉缩短的患者,可以轻柔牵伸肌肉;患肩出现半脱位时,应请教医生和治疗师后,再进行训练。

附：常用的居家简单操作临床训练

附图1 患者坐位,家属站在患者肢体无力一侧,一手保护地托住患者肘关节,一手握住患手,助其用患手触碰对侧肩关节,训练患者患侧上肢不同方向的屈曲功能(包括之后的 4 个动作)。注意速度不应过快。家属助力的目的是保护患者安全以及给予其一定的帮助,运动的力量应该是由患者进行主导。此外家属尽量不要触碰患手掌心,防止增加抓握模式。

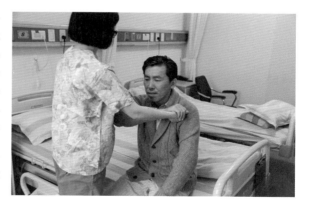

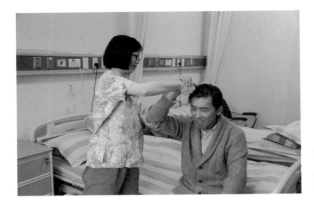

附图2　患者坐位，家属辅助其用患手触碰自己患侧的发际线，动作与注意事项同上。

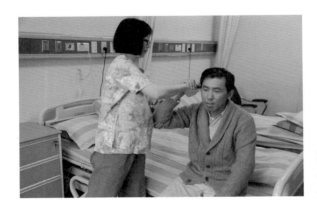

附图3　患者坐位，家属辅助其用患手触碰自己患侧的耳朵，动作与注意事项同上。

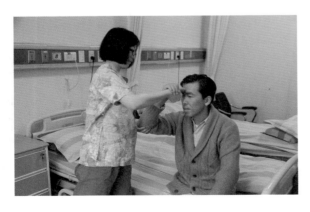

附图4　患者坐位，家属辅助其用患手触碰自己的额头，动作与注意事项同上。

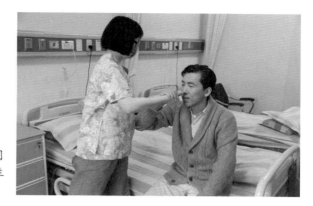

附图5 患者坐位,家属辅助其用患手触碰自己的鼻子。动作与注意事项同上。

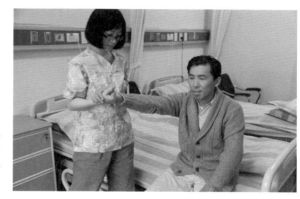

附图6 患者坐位,家属在保证患者其他部位不动的情况下,辅助其患手尽可能地向前运动,同时伸肘伸腕,训练其上肢的伸直功能。注意事项同上。

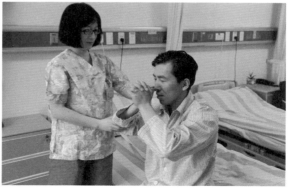

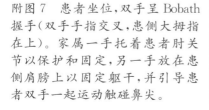

附图7 患者坐位,双手呈Bobath握手(双手手指交叉,患侧大拇指在上)。家属一手托着患者肘关节以保护和固定,另一手放在患侧肩膀上以固定躯干,并引导患者双手一起运动触碰鼻尖。

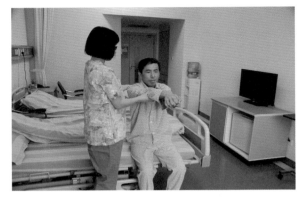

附图8 患者坐位，双手呈Bobath握手。家属一手托着患者肘关节以保护和固定，另一手放在患侧肩膀上以固定躯干，引导患者双手尽量向前伸展。下面附图9～11为本图的延伸动作，分别做向上，向健侧，向患侧的伸展动作。这些动作不仅可以训练上肢的运动功能，对于躯干也有很好的牵伸与运动作用。

040

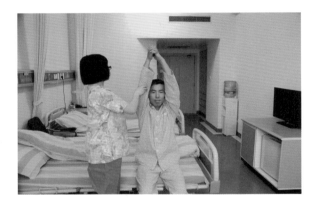

附图9 向上伸展动作。

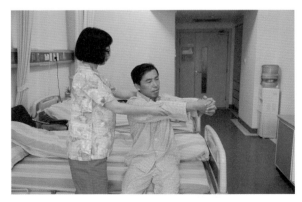

附图10 向健侧伸展动作。

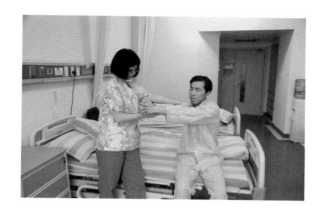

附图 11 向患侧伸展动作。

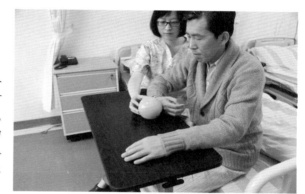

附图 12 患者坐位,面前放置一高度适当的桌子,将肘关节和前臂置于桌面上,患手自然摆放。家属在其手的前面放置一可滚动的物体,并引导其肘关节伸直从而将物体向前推出,训练其肘关节的伸展功能。

041

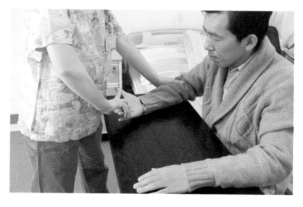

附图 13 患者坐位,面前放置一高度适当的桌子,将肘关节置于桌面上。家属一手握住患肢肘关节以固定和稳定,另一手四指压住患者四指,大拇指控制住患手大拇指,将其牵伸开来,注意避免触碰患手掌心,同时用力将患肢腕关节进行被动牵伸运动。除上图外,下面附图 14～19 展示的是不同方向的对腕关节的牵伸运动。

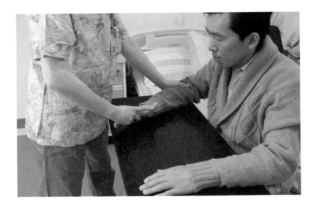

附图 14

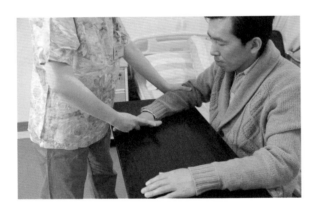

附图 15

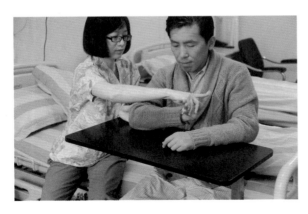

附图 16

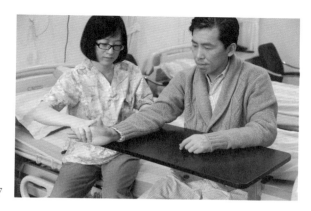

附图 17

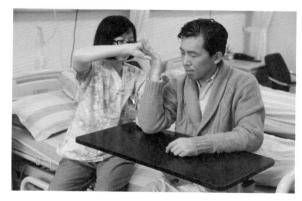

附图 18

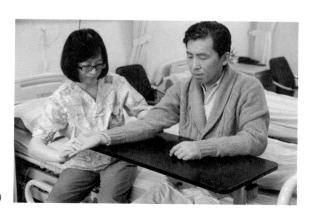

附图 19

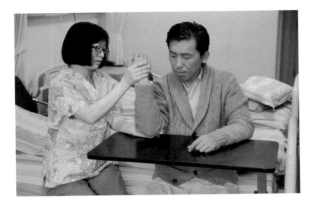

附图 20 患者坐位，家属一手握住患肢肘关节以固定和稳定，另一手握住患肢手背手腕，引导其肘关节屈曲。情况好的患者可施与运动方向相反的一定阻力，进行肘关节活动度和屈肘力量的训练。

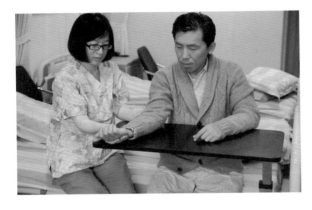

附图 21 患者坐位，家属一手握住患肢肘关节以固定和稳定，另一手握住患肢手背手腕，引导其肘关节伸直。情况好的患者可施与运动方向相反的一定阻力，进行肘关节活动度和伸肘力量的训练。

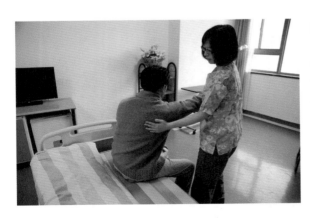

附图 22 本图与下面附图 23～25 则是对患者患侧肩胛骨活动的训练。患者坐位。家属一手握住患肢前臂，另一手置于患者患侧肩胛骨位置，控制与引导其通过尽力运动患侧上肢从而带动肩胛骨向前、后运动。对于情况较差的患者，家属可给予其运动方向一致的助力帮助其完成动作；如果患者情况相对较好，则可以给予运动方向相反的适当阻力来提升其力量与控制能力。

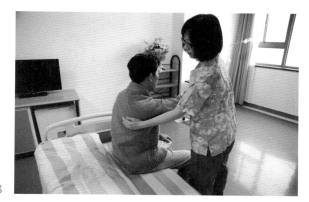

附图 23

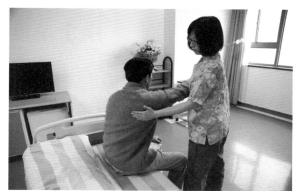

附图 24

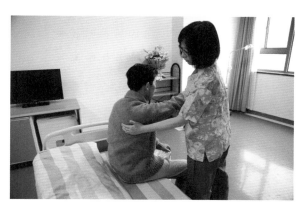

附图 25

第一节

换个角度适应家庭

　　黄凯军费了九牛二虎之力才完成了翻身坐起的动作，此时他的额头已经微微冒汗，嘴巴也口干舌燥起来，水杯就在不远处的桌子上，可是现在仿佛变得十分遥远。脚下还没有足够的力量支撑站起，独立去拿水杯不太现实，于是他准备求助在厨房的妻子。

　　"秦……秦丽……！咳……咳"黄凯军叫的声音不大，因为之前的运动让他的体力有些透支，甚至呛咳了起来。客厅里的电视阻隔了他的呼喊，秦丽似乎没有听到。见此情况的黄凯军也不再叫了，坐在床边重新打量起这个已经无比熟悉的家来。坐在轮椅上似乎书桌就显得高了一些，挂在墙上的电话机似乎也够不到了，床的转角对轮椅每次进出好像都会有些阻碍。从这样的角度看去，家好像也变得有些陌生起来，黄凯军的眉头紧锁，忧心忡忡。

　　脑卒中患者在住院康复治疗后，需要出院转入家庭康复，这是一段需要重新适应和规划的新生活，然而患者认识到这一点有时会很难。当患者出院或离开康复中心时，常常会觉得自己已不再是真正的患者，而是回家去休养。事实上，脑卒中患者仍然留有不同程度的功能障碍。家庭里的生活完全不同于医院中的生活，医院里所有的训练活动都由医护人员安排好，还在一群病友共同训练互相鼓励的氛围下进行,家中的生活更需要患者自己去主动参与。世界上没有两个患者的脑卒中是一模一样的,也不存在两人的脑卒中后遗症是一模一样的,比如肢体功能障碍、听说功能障碍、综合各种听到与看到的信息的能力方面的障碍等。

对于脑卒中患者来说,是否能够顺利地完成由医院到家中的转换,对于患者后期的康复以及生活自理都是极为重要的,因此我们应该帮助患者及其家属做好由医院中患者向家中的一位特殊成员的角色转换。这不仅对患者,对患者家属,乃至于整个社会都有巨大的意义。

曾经不止一位脑卒中后患者承认,从医院回到家要有一个适应的过程,原先简单的事现在要花 3 倍的时间来完成,而且无比艰难。有些脑卒中患者脑卒中后出现失语症状,常常用听不懂或根本不能用言语方式来表达自己的感受,与最熟悉的家人的沟通也很困难。为了重新获得力量和独立生活的能力,再次做自己想做和能做的事,如从床上转移到轮椅或椅子上等,则需要患者从最简单的事情开始练习。这些因功能的缺损造成的不便,使得患者在完成日常生活中任何一件事时,需要付出更多的时间和精力,需要得到亲人、朋友或护工更多的帮助。虽然重新恢复功能很不容易,但是经过努力,大多数患者都会得到不同程度的改善。

脑卒中患者回到家后首先可能会遇到如何从床上转移到轮椅或椅子上的问题,自己如何穿、脱衣服和洗澡,如何从站立到行走或推动轮椅到处走动,如何进行谈话与阅读等,而这些活动又是生活中最基本的日常生活内容。

很多脑卒中患者刚从医院或康复中心出院后回到家的最初几天里,试图去完成计划好的训练内容时,会感觉到很疲劳很累。这时,就需要减少每日的训练量,好好睡一觉,这也提示着该患者现阶段的作息时间表应作适当的调整。

患者在家中的每日基本活动还应该包括服药,准备餐点,室内行走和户外活动等。如果出院回家后整日躺在床上,这看上去是一种休息,但是卧床时间过长会降低心脏泵血能力,令肺功能减退,使自身体质减弱和抵御疾病的免疫能力降低,容易出现如肺炎、尿路感染和褥疮等一系列并发症。

有时在运动后,或感到疲劳时可以坐在椅子上抬高患侧下肢,打个瞌睡,这样也是很好的休息。如果患者确实感到很累,这时才应该去卧床休息。有时患者运动后感到很累,但并非想入睡,则可让其听听音乐,打个电话,看看杂志,读读报或看看电视,也是一种很好的放松方法。

一次良好的睡眠后,清晨是患者完成运动计划的理想时间,这些活动可以是适当的家务,或是做一些简单的早点。在活动开始时,先缓慢地牵伸一下患侧的肢体,活动一下各个大关节,做几节床上体操和医生教过的几项床上专项活动,以此作为上午运动训练前的热身活动。

从床上缓慢坐起前,患者宜在床上分别向健侧和患侧滚动几次,然后想一想起床后是在地板上先站立一会儿,还是直接坐到轮椅上。这样通过缓慢移动体位和缓慢坐起,可以减少头晕的症状。很多脑卒中患者会有这样的经验,坐在床边用两脚在地板上轮流踩踏几分钟,然后再站起来,人就容易平衡,不容易跌倒。另外,患者如果配有下肢支架、足托等矫形器,可以先穿上后,再站立起来。

患者经过一个上午的运动,如果感到有些累,需要休息了,又有人能够帮助,那么,这时洗个澡不失为一个好主意。另外,在浴缸里常常是站起容易,坐下难,在这里推荐坐在浴缸专用的凳子上,这种专用凳子有靠背,高度也适中;如果喜欢洗淋浴,同样需要在浴室内放置一张椅子,防止下肢无力时无处倚靠坐下。无论是浴缸专用凳子还是椅子,高度应该与轮椅的高度差不多,这样才便于患者安全地移动转换。总之,坐下时要使自己的脚稳定地踩在浴缸底或淋浴室的地砖上,如果仍有不稳的感觉,还可以加用座椅固定带,或是任何一种能帮助患者把自己固定得更安全一些的措施。

为了起床后取衣服的方便,前晚临睡前脱下的衣服一定要放好,另外,家中的衣橱和抽屉都要容易取放,让自己有一种尽量不需要他人帮助的独立感。穿衣服时,患者应该坐在稳定的椅子里,处于一种很放松的体位,然后选择一些较为宽松、容易穿上的衣服,比如夹克衫和尼龙搭口的香槟衫,这些衣服既可以室内穿,也可户外穿,包括去见医生。

有条件的话,适当将厨房重新安排一下,使自己很容易就能拿到那些平常经常要用的器具,为了做饭时的行动方便又避免站立,不妨使用带轮子的坐凳。吃饭的时候,患者要尽可能地坐在饭桌上面吃饭,而不是在床上。有的家庭会帮助患者准备好一些食物,患者只需要将它们放入微波炉,稍作加工就可以得到各种可口的菜肴,但是患者还是可以试着自己去准备三餐,哪怕先从早餐做起。

如果患者哪天上午需有事外出,尽可能在前晚就做些准备,这样在吃完早餐后可以有足够的时间先休息一下,不会因为要外出,造成身体的紧张和心理的焦虑。

其实患者的卧室也很重要,因为有很多时间需要在这里度过,如看电视、放松休息、读书看报,可以试着去改造一下卧室,使卧室尽可能舒适和安静些,且容易进出。为了使患者能够独立地从衣橱中拿到衣服,凡是可能妨碍行动的所有摆设或家具都应重新安置,椅子应加软垫且高度适中,正好能使患者独立方便地从轮椅上转移过去。

如果家住的是复式房型,患者上下楼梯颇感困难时,医生会嘱咐患者每天上下楼梯的次数尽量要少一些,这样凡是每日常用的物品,如药品、眼镜等,宜在两层楼里都备有,就可以方便取用了。

患者回家后因没有了在医院中全程安排好的规律生活和运动训练,往往出现一种无所适从的感觉。为了使患者更快重新融入家庭,更有效地训练,回家后最好立即制订一个每日作息时间表,然后按照时间表逐步摸索,这样患者就可以知道一天中要做些什么,什么时候该做些什么了。

事实证明,给患者制定一份作息时间表,对于出院回到家的患者是十分重要的。时间表能提醒患者在这一天按时去完成原先定下的事情,当然也可以随时修改自己的时间表。首先患者自己或家人记录下完成的每项活动,如洗澡、穿衣、训练和吃饭等所需要的时间,然后初步制定出一份作息时间表。时间表的进度安排可以比较宽松一些,因为这不是一种能力测试,而是集中了患者自己每天生活的内容。

作息时间表能够帮助患者逐步恢复和完成每日规律的生活,早晨、上午、下午和晚上各做些什么,一段时间后还可以适当地增加或减少活动的内容,从而使自己生活更加丰富、更有意义、更有乐趣。

049

除了每日作息时间表外,每个月先列好这个月的一些特殊活动内容,如朋友聚会、医生的随访等,以便提醒自己,这样搞一个每日提示也是有必要的,提醒自己今天有几件事需引起注意,包括另外需要加服的药物等等。有时家人也可以帮助写一张提示的便条放在桌子上或贴在电话机旁的墙上,使患者容易看到。有人在闹钟上设置了定时提醒自己,这也是一种较好的方法。有了一份作息时间表,可以比较容易地达到医生、治疗师为患者制定的近期康复目标。

要使患者自己的作息时间表起到更大作用,不妨在每个周末做一次小结,回头看看这一周的生活节奏是否合适,各种活动包括运动训练、料理日常生活方面、文艺休闲、会客访友、服药吃饭、去医院随访等时间是否需要做一些调整或修改,是否出现过分疲劳,是否出现过疼痛,服用药物的剂量是否需要增减等等。

总之,当患者真的出现疼痛或过分疲劳时,一份完整的作息时间表能够帮助医生和治疗师寻找出造成患者不适的原因,并为他们做出正确判断。

下面有一份作息时间表供大家参考:

上午8:00　　　　　起床,测血压心率体温,完成梳洗

	完成早饭,饭前、饭后按医嘱服药
9:00	运动半小时,读报或收听广播,看电视
10:00	户外晒太阳,与他人交谈
11:00	与亲友通电话,听广播或看电视
11:30	准备午饭和完成午饭,按时服药,午睡
下午2:00	运动半小时,听广播、看电视
3:00	与他人交流,看书报
4:00	户外散步,整理房间
6:00	准备晚餐,吃晚饭,服药
7:00	洗澡,看电视
8:30	上床睡觉

总之,合理地看待自己的病症,选择适宜的运动方式和运动量,制订完善的作息时刻表,对家庭环境有新的适应,或者做些小的改动,这样才能融入家庭,融入家庭康复。

050

第二节

穿衣的学问

黄凯军坐在床边怔怔地想了好一会儿,直到秦丽呼唤自己的时候才回过神来。不要有那么多悲观的想法了,我本来是这个家的支柱,现在依然还是,我可不想下半辈子就拖累着家人而活着,要坚强! 黄凯军默默地想着。

此时秦丽走到了卧室门口,看到黄凯军已经坐起在床边,也惊喜地走上前,看着丈夫的进步和独立,觉得这一个月的陪伴和照顾是值得的。她习惯性地拿起衣服要帮助丈夫穿上,黄凯军摆了摆手,阻止了她。

"出院前,康复师……沈医生不是教过我……独立穿衣了么? 我想……自己试……一试,以后能……独立的,就不要帮我了。"黄凯军看着妻子的眼睛,坚定地说。秦丽也点了点头。

一、穿上衣

　　患者床边坐位,患侧上肢支撑于体侧,保持坐位平衡稳定。如上衣是有纽扣的衬衣,患者健手持衬衣衣领使患侧衣袖下垂,并将患侧上肢套进衣袖,再穿健侧衣袖,并用健手系纽扣;如上衣是套头衣,患者健手使患侧衣袖下垂,将患侧上肢套进衣袖,并低头将头套进衣领,最后将健手套进健侧衣袖,使用健手将衣服拉平整理(图3-1,图3-2)。

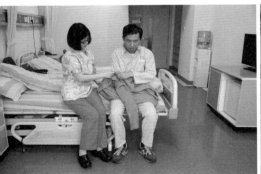

图3-1　穿衣先套患侧衣袖　　　　　图3-2　穿衣最后将健侧套进衣袖

二、脱上衣

　　患者床边坐位,患侧上肢支撑于体侧,保持坐位平衡稳定。如上衣是有纽扣的衬衣,患者健手解开纽扣,先脱下健侧袖子,再脱患侧袖子;如上衣是套头衣,患者健手拉住衣领后方从后向前将头套出衣服,再分别脱出健侧和患侧。

三、穿裤子

　　患者床边坐位,患侧上肢支撑于体侧,保持坐位平衡稳定。患者健手置于腘窝处,将患侧下肢抬起放于健侧膝关节上方,用健手先穿患侧裤腿,尽量上提,将患肢放回原处,患脚脚掌着地,再穿健侧,起立整理。脱裤子时,先脱健侧,再脱患侧(图3-3,图3-4)。

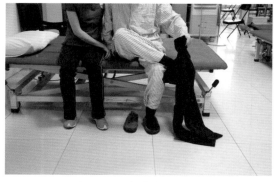

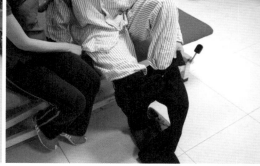

图3-3　先穿患侧裤腿　　　　　　　　　图3-4　后穿健侧裤腿

四、穿鞋

步骤基本同穿裤子(图3-5～图3-7)。

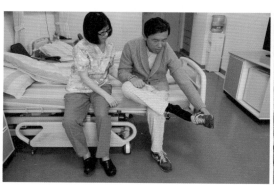

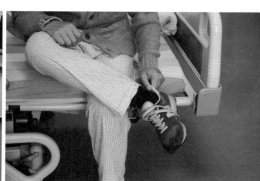

图3-5　穿患侧鞋子1　　　　　　　　　图3-6　穿患侧鞋子2

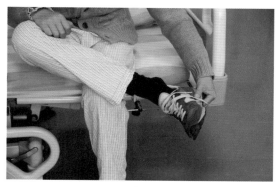

图3-7　穿患侧鞋子3

第三节

脚怎么歪了

黄凯军照着记忆中的方法，成功地将衣裤穿好，不禁有些得意，正准备招呼秦丽将轮椅推过来，要从床上转移到轮椅的时候，才发现自己的鞋袜还没有穿呢。他看着床边的鞋，有些怅然，还是只能请妻子帮这个忙了。

"看来啊，你还是离不开我呢，要想完全独立，还得再努力修炼修炼。"秦丽白了他一眼，没好气地说，还是蹲下身去帮助黄凯军穿鞋袜。可是，随着一声轻轻的"咦"，秦丽抬起头看着丈夫，有些惊疑地问："老黄，你的脚怎么歪了？"

于是，夫妻俩又是一阵手忙脚乱，翻看起那本《家庭康复指导手册》。不一会儿，还是黄凯军先找到了问题的答案：肌张力。

"肌张力？我……想起来，胡教授……说过，进入……进入下一个阶段……会有肌肉僵硬……就是肌张力。"黄凯军对着这样一个新名词，努力地在脑中搜索相关的信息。此时，秦丽也在书上找到了一段话：

脑卒中患者随着病情的缓解，体力的恢复，在全身用力训练的过程中，患侧的肌张力也逐渐增高，有一部分患者在2~3个月内会出现明显的肌痉挛，呈现典型的上肢屈肌痉挛、下肢伸肌痉挛模式，若不能及时处理，将严重影响功能的恢复，加重残疾的形成。

原来刚才黄凯军卖力的穿衣动作，使全身肌肉收缩，也使得患侧的肌张力增高。那么，究竟这个时期的康复训练，要不要用力呢，是否用力就会使肌张力增高呢，应该如何正确用力呢？下面我们就来解答这些疑问。

中枢神经系统损害后会出现不同程度的肌肉痉挛，多见于脑卒中后患者。痉挛是一种病理生理状态。它对患者的影响包括：①增加运动的阻力，使随意运动难以完成；②由于阻力增加，运动迟缓，难以控制，难以完成精巧的动作；③由于反应迟钝，动作协调困难，容易摔倒；④强直痉挛，不便护理，容易发生压疮等并发症；⑤影响步态和日常生活活动。

痉挛期的患者可明显表现出上肢的屈肌和下肢的伸肌协同运动，并伴有少量的肌肉关节独立运动。此阶段的患者会因为腱反射亢进，肌张力增高以及联合反应等脑卒中后痉挛阶段特征，产生异常运动模式。所以，该阶段抑制异常肌张力增高和促进分离运动出现尤为重要。

此阶段的康复治疗主要从以下几个方面做起：采用抑制性体位来打破肌痉挛的模式，利用神经促进技术中的抑制性手法来降低肌肉的张力；采用肌肉牵张技术来牵张股四头肌和小腿三头肌，可以被动徒手牵张，或是自我牵张；可以药物辅助解除肌肉痉挛；同时给予平衡训练、步态练习、作业治疗和日常生活能力的训练；各种理疗措施，如湿热疗法、寒冷疗法、FES刺激疗法、震动疗法及生物反馈技术等理疗技术；另外，可以借助于支具或夹板等缓慢牵张肌肉。抑制了肌张力，就能抑制异常肌张力（如痉挛）和异常运动模式，促进分离运动的出现，加强运动控制训练，帮助患者恢复行走能力和日常生活活动能力。

在开始抗痉挛的运动疗法前，需要注意以下事项：

◆ 各项训练的过程中要保持躯干的正确姿势和头的中立位，可以借助于镜子的反馈作用来提醒患者及时调整体位；

◆ 各项动作要规范，在训练过程中要不断矫正异常的动作；

◆ 要注意防止出现关节、肌肉、韧带的损伤，尤其是在进行肌肉关节的挤压牵张训练的过程中；

◆ 各项训练过程中一旦出现肌肉的痉挛，应该及时地纠正和控制；

◆ 训练的强度应该由小到大，动作的难度应该由简单到复杂，要避免过度劳累和用力活动；

◆ 训练时应该调动患者的主观能动性，让患者积极配合、主动活动，尽量减少他人的帮助；

◆ 训练时应该加强对患者的保护，训练者应该站在患者的患侧进行动作的指导；

◆ 对于患者要着眼于一个整体，而不能就是局限于患者的某一局部功能的训练，训练时要全盘考虑。

一、放松训练

（一）渐进性肌肉松弛技术

这是一种使肌肉和精神逐渐放松的行为治疗技术，通过训练让患者学会体验肌肉紧张和放松之间在个人体验上的差别，使得能够自主掌握放松过程，然后加深放松训练,直到能自如地放松自身肌肉,形成全身心的放松。

方法:

(1)患者仰卧位,双手自然放置于体侧,训练者左手拇指贴合患侧拇指指腹,右手拇指置于患侧其余四指下(图3-8)。

注意: 训练者在操作中避免刺激患者手掌肌肉,防止手部屈肌张力增高。

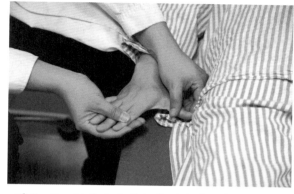

图3-8　训练者左手拇指贴合患侧拇指指腹,右手拇指置于患侧其余四指下

(2)训练者双手控制患侧手作腕背伸运动,保持数秒,缓慢放下(图3-9)。

注意: ①保证患者患手手指伸直;②需要维持在腕背伸位数秒,使患者获得伸肌肌肉紧张的体验。

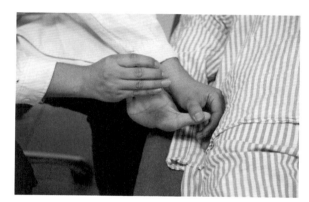

图3-9　训练者双手控制患侧手做腕背伸运动

(二)肢体下垂摆动放松

训练者帮助患者肩关节或髋膝关节在床边自然下垂,轻摇摆动,达到放松肌肉的目的(图3-10)。

方法:

(1)患者仰卧位,双手自然放置于体侧,训练者左手置于患侧膝关节下方,右手手指托患侧跟腱下方。

(2)训练者双手托患侧腿外展平移至床边,使之自然垂腿。

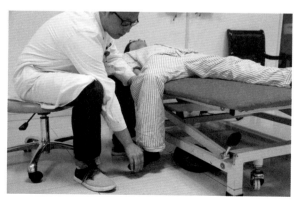

图3-10　肢体下垂摆动放松

注意： ①训练者在转移患侧腿时加强保护，防止患腿在床边突然下落引起全身肌肉紧张；②训练者左手始终置于患侧膝关节下，使膝关节略屈曲，抑制伸肌张力过高。

（3）患者全身放松状态下床边垂腿数秒，训练者用右手施力于患侧腓肠肌，带动患侧小腿轻摇摆动。

（4）完成动作后，训练者双手托患腿平放于床上，回到起始位。

（5）嘱咐患者在患肢轻摇摆动时无需用力，防止伸膝过程的伸肌张力增高。

二、反射抑制性抗痉挛体位

（一）自我牵伸

患者在训练者的辅助下，通过健侧带动患侧的方式，完成抗痉挛位下的躯干牵伸运动，达到抑制过高肌张力的目的。

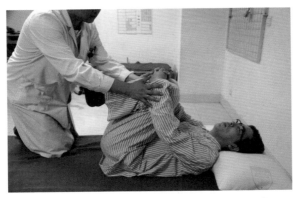

图 3-11　协助患者双下肢屈髋屈膝 90°

方法：

（1）患者仰卧位，双手十指交叉，患侧拇指在健侧拇指上，以健侧带动患侧，使双上肢充分伸展。

（2）训练者协助患者双下肢屈髋屈膝 90°，并用双上肢固定下肢，完成上肢伸展，下肢屈曲的抗痉挛体位（图 3-11）。

注意： 注意在患者下肢屈髋屈膝时施加保护，防止患者上肢软弱无法固定造成的下肢突然滑脱。

（3）训练者辅助患者做躯干左右旋转，在活动范围末端保持数秒，并回复起始位，反复进行（图 3-12）。

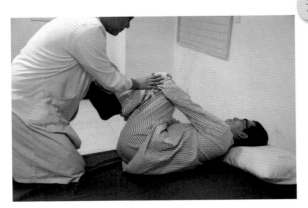

图 3-12　辅助患者做躯干旋转

注意： 训练者要辅助患者在躯干旋转末端保持数秒，完成牵伸过程后回复起始位。

（二）持棒上举

患者在反射抑制抗痉挛体位下双手持棒上举以增强上肢控制协调能力，促进分离运动的产生。

方法：

（1）患者仰卧位，将三角垫置于其双下肢膝关节下，完成双下肢屈曲抗痉挛体位。

（2）患者双手抓握体操棍，训练者协助患者患侧上肢伸展，并防止体操棍滑落（图3－13）。

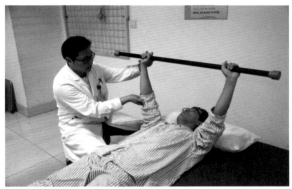

图3－13　协助患者患侧持棒上举

注意： 此项手法操作适用于中间关节已有部分分离运动的偏瘫患者，训练者须辅助患者肩关节前屈并上肢完全伸展。

（3）训练者辅助患者持棒前屈肩关节90°，保持数秒，缓慢放下。反复进行。

注意： 在患者持棒上举或放下过程中，会出现健侧运动速率明显快于患侧，训练者应叮嘱患者保持双肩运动速率同步。在持棒放下过程时，应注意保护，防止患侧上肢突然下落。

（三）康复球——上肢伸展运动

在偏瘫患者痉挛期的运动疗法中，康复球是一种很常见的训练辅助具。由于早中期的偏瘫患者肌力尚未或刚刚达到三级，无法较好的抗重力运动，将肢体置于康复球上的减重训练对患者主动运动模式诱发有积极意义。

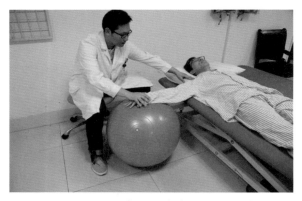

图 3-14 训练者协助患者上肢完全伸展

方法：

（1）患者仰卧位，将三角垫置于其双下肢膝关节下，完成双下肢屈曲抗痉挛体位。

（2）训练者协助患者上肢完全伸展，肩关节外展 90°，五指分开置于康复球表面。训练者五指扣于肩锁关节后缘（图 3-14）。

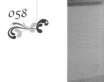
注意：　此项手法操作适用于中间关节已有部分分离运动的偏瘫患者，训练者须将五指扣于肩锁关节后缘固定肩关节，防止患者利用肩关节的运动进行代偿，保证其三角肌和冈上肌充分收缩。

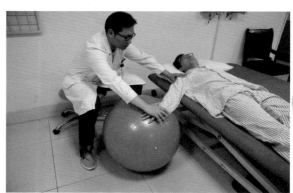

图 3-15 协助患者反复进行上肢外展训练

（3）训练者协助患者上肢完全伸展并外展 90°，回到起始位，反复进行。

注意：　在患者上肢内收外展过程中，训练者须随时防止患侧上肢屈肌张力增高，并将应力作用于患侧肩锁关节后缘，促进三角肌和冈上肌收缩用力。

三、抗痉挛被动运动手法

（一）肩关节的运动

神经生理学疗法对于中枢神经系统损伤后的恢复过程认为是从近端到远端，从粗大运动到精细运动。那么，上肢抗痉挛的被动运动手法治疗，也应从肩关节开始，逐步向远端扩展。

方法：

（1）患者仰卧位，双手自然放置于体侧，训练者控制患者患侧上肢呈外展外旋位。

（2）训练者帮助患者患侧大拇指外展，其余四指完全伸展（图3-16）。

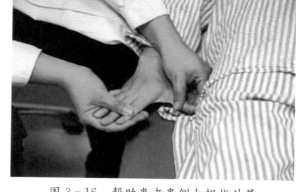

图3-16　帮助患者患侧大拇指外展

注意： 有些脑卒中后偏瘫患者长期处于高张力状态，无法在被动状态下做到手指完全伸展，须由训练者先使用放松技术使手部肌肉放松。

（3）训练者左手大拇指控制患者患侧大拇指伸展，同时反手将肘关节屈曲置于患者肘关节下方，右手使其余四指完全伸展。

注意： 训练者在固定患者肘关节时须以自身肘关节为支点，双手控制而呈伸展位的患手为动力点，并将患手抓紧以防止滑脱。

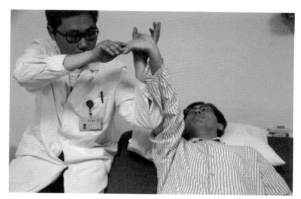

图3-17　训练者利用肘关节屈曲置于患者肘关节下方，使患者四指完全伸展

（4）训练者以自身肘关节为支撑，协助患者保持上肢外展外旋位上举，缓慢放下，反复进行。

注意： 在带动患者整个上肢运动时，要注意中间关节的控制，若有肌张力高的情况，可以暂停动作待调整至患侧上肢完全伸展再继续动作。运动过程中，将患手抓紧以防止滑脱。

（5）训练者继续控制患侧上肢完成抗痉挛伸展位，帮助患者完成肩关节水平内收外展的抗痉挛被动运动。

注意： 在带动患者整个上肢运动时，要注意中间关节的控制。若有肌张力增高的情况，可以暂停动作待休息或调整至患侧上肢完全伸展再继续动作，针对肩关节半脱位或肩关节活动严重受限的患者，可适量减少关节活动角度，循序渐进。

（二）肩胛带的运动

在中枢神经系统损伤后的偏瘫异常模式中，上肢的屈肌张力增高造成的共同运动常表现为：肩关节后缩、外展、外旋，肘关节屈曲，前臂旋后。同时，还伴有肩胛带的上提和后缩。所以，偏瘫患者的肩胛带区域常有挛缩和僵硬，在抗痉挛的被动运动手法中，肩胛带的被动牵伸是很有必要的。

方法：

（1）患者健侧卧位，双下肢屈曲，患侧下肢在前，在患侧膝关节下垫高。

（2）训练者垫枕头于患者身前并用双腿固定，使患侧肩前屈90°。

注意： 在患者转移至健侧卧位过程中，如有肌张力异常增高，须行放松训练后再进行继续的治疗。

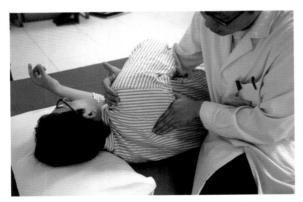

图 3-18　训练者固定患侧肩关节

（3）训练者右手固定患侧肩关节，左手拇指和其余四指分别固定肩胛骨下部内、外侧缘（图 3-18）。

注意： 训练者在固定肩胛骨时须手呈握杯状，这样更利于施加作用力于想要治疗的部位。

（4）训练者在双手固定患者患侧肩关节和肩胛骨均完成时，同时用力完成肩胛骨的上提和下抑动作。

注意： 训练者在固定肩胛骨时须手呈握杯状，这样更利于施加作用力于想要治疗的部位。

（5）训练者左手拇指和其余四指分别固定肩胛骨下部内、外侧缘，右手托起患侧上臂做肩关节前屈动作，牵伸患者肩胛胸壁关节（图3－19）。

注意： 此项手法操作时，训练者应尽可能使患者肩胛骨减少上提运动，从而使肩胛胸壁关节得到最大牵伸。

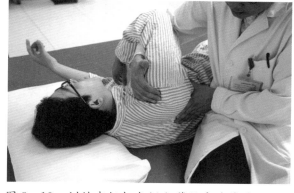

图3－19　训练者托起患侧上臂做肩关节前屈运动

（6）训练者右手固定患侧肩关节，左手拇指和其余四指分别固定肩胛骨下部内外侧缘。以患者头部为12点方向，分别向1点和7点方向对称地做肩胛骨的内收、内旋和外展、外旋动作（图3－20）。

注意： 和将患者肩胛骨上提下抑动作不同的是，训练者在帮助患者患侧肩胛骨内收、内旋时左手拇指用力，使肩胛骨外展、外旋时其余四指用力。而肩胛骨上提下抑动作时五指均同时用力。

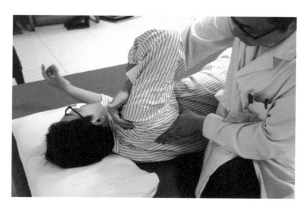

图3－20　训练者帮助患者做肩胛骨内收、内旋和外展、外旋动作

四、上肢的随意运动训练

脑卒中后偏瘫患者在逐步康复的过程中，随着肌力的增加，异常肌张力的抑制，应开始分离训练和协调运动，以减少共同运动对肢体功能的影响。在肢体的随意运动训练中，任务目标训练是一种常用的方法。

方法：

（1）患者仰卧位，双手自然放置于体侧，训练者左手置于患者肘关节下固定并辅助肘关节保持伸直位。

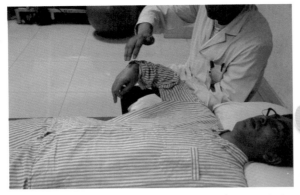

图 3-21　训练者引导患者抬起前臂触碰训练者的手

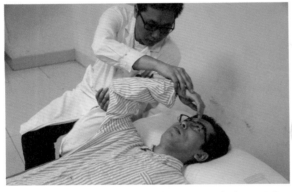

图 3-22　训练者引导患者屈曲肘关节触碰自己额头

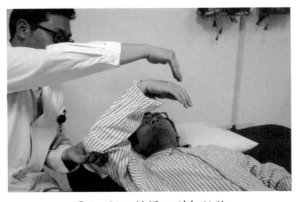

图 3-23　缓慢回到起始位

（2）训练者将右手悬于患者患手上方，言语引导患者抬起前臂触碰训练者的手（图 3-21）。

注意： 在患者用力抬起前臂过程中，如有肌张力异常增高，须行放松训练后再进行继续的治疗。对于有认知功能障碍的中枢神经损伤患者，可用更醒目的标志物引导患者进行任务目标训练。

（3）完成触碰训练者手的任务后，训练者引导患者屈曲肘关节触碰自己额头（图 3-22）。

注意： 在患者屈曲肘关节过程中，注意引导正确用力，以免引起异常屈肌张力的增高。同时，训练者须托住患者前臂缓慢下落，防止前臂突然滑落引起张力增高。

（4）完成触碰自己额头的任务后，训练者引导患者肩关节内收，用患手触碰自身对侧肩关节。

（5）最后，训练者协助患者患侧上肢伸展，肩关节外展，缓慢回到起始位。全操作过程可反复进行（图 3-23）。

注意：偏瘫患者在最后回到起始位的过程中,常会出现伸肘困难,训练者可在患者肱三头肌给予适当刺激,促进收缩。

对于恢复躯干功能的患者,还可进行坐位下的上肢随意运动的训练,见图3-24~图3~34。

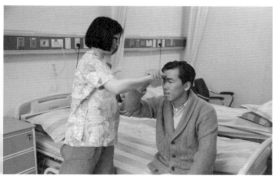
图3-24　坐位下引导患者触碰额头

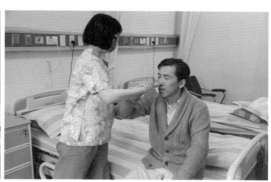
图3-25　坐位下引导患者触碰鼻尖

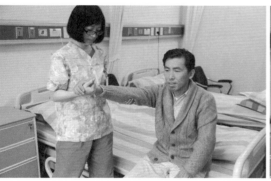
图3-26　坐位下引导患者伸肘

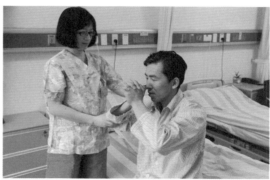
图3-27　坐位健手辅助患手触碰鼻尖

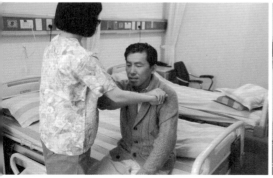
图3-28　坐位下引导患者触碰对侧肩关节

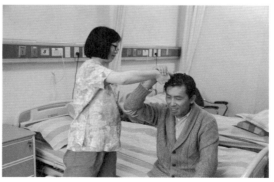
图3-29　坐位下引导患者触碰头部

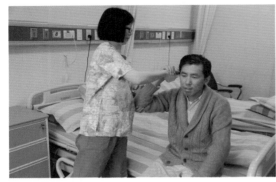
图 3-30 坐位下引导患者触碰同侧耳朵

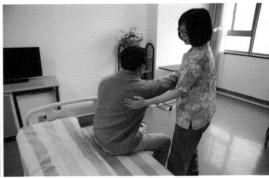
图 3-31 坐位下引导患者肩前伸

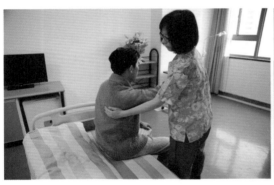
图 3-32 坐位下引导患者肩后缩

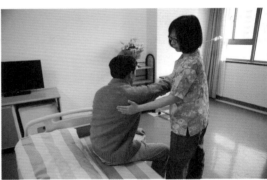
图 3-33 坐位下引导肩胛骨外旋

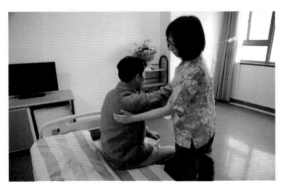
图 3-34 坐位下引导肩胛骨内旋

五、肢体减重悬吊训练

悬吊运动治疗法(SET)是以改善骨骼肌肉系统为目的,应用肢体悬吊减重的方法,增强主动运动和康复锻炼的治疗技术。对于中枢神经系统损伤后的偏瘫患者,可有效地增强感觉运动控制,加强协调稳定,增加近端和躯干肌力。

(一)肩关节训练

方法:

(1)患者健侧卧位,双下肢膝关节屈曲,患侧下肢在前。患侧上肢伸展,肩关节前屈90°。

(2)训练者将悬吊带垂直悬挂于患者前臂上方,帮助患者将上肢固定于悬吊带上(图3-35)。

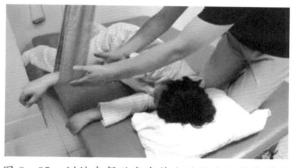

图3-35 训练者帮助患者将上肢固定于悬吊带上

065

注意: 针对屈肌张力较高的偏瘫患者,可先行放松训练再进行悬吊治疗,或在患者肱三头肌肌腹轻轻拍打,增强肘关节伸肌运动控制。

(3)训练者引导患者开始肩关节的屈伸运动,反复进行(图3-36)。

注意: 训练者在患者进行肩关节屈伸运动时应注意控制肩关节,防止肩关节前屈时肩胛后缩的共同运动模式出现。

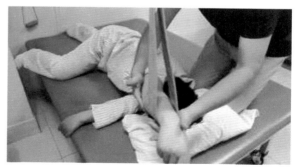

图3-36 训练者引导患者肩关节屈伸运动

(二)髋关节训练

方法:

(1)患者仰卧位,双手自然放置于体侧,双下肢呈伸展位。

(2)训练者将悬吊带垂直悬挂于患者踝关节上缘上方,帮助患者将下肢固

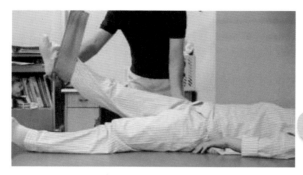

图 3-37　训练者引导患者髋关节内收、外展运动

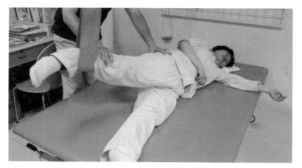

图 3-38　训练者引导患者髋关节前屈、后伸运动

定在悬吊带上。

（3）训练者引导患者开始髋关节的内收、外展运动，反复进行（图 3-37）。

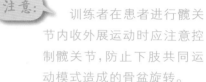

注意：训练者在患者进行髋关节内收外展运动时应注意控制髋关节，防止下肢共同运动模式造成的骨盆旋转。

（4）患者健侧卧位，双下肢呈伸展位。训练者将悬吊带垂直悬挂于患者踝关节上缘上方，帮助患者将下肢固定在悬吊带上。

（5）训练者引导患者开始髋关节的前屈、后伸动作，反复进行（图 3-38）。

注意：训练者在患者进行髋关节前屈后伸运动时应注意控制髋关节，防止下肢共同运动模式造成的躯干旋转。

六、上肢力量训练——前支撑位俯卧撑

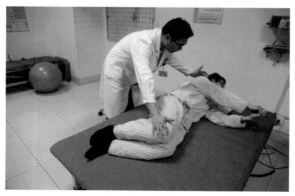

图 3-39　训练者协助患者向健侧翻身

方法：

（1）患者仰卧位，双手十指交叉，患侧拇指在健侧拇指上，以健侧带动患侧使上肢完全伸展。患者双下肢膝关节屈曲，双足支撑在治疗床上。

（2）训练者协助患者向健侧翻身，再翻至俯卧位（图 3-39）。

注意：　　在患者连续两次的翻身过程中，训练者要随时观察患者的患侧肌张力是否有异常增高，如有增高须行放松手法再翻转。在健侧卧位翻身至俯卧位时，训练者须固定患者患侧上肢为伸展位，以免因痉挛而使患手压于身下。

（3）患者在俯卧位下先用左手肘关节支撑床面，训练者辅助患者患侧上肢从伸展位缓慢屈肘并内收肩胛骨完成患肘支撑床面(图 3 - 40)。

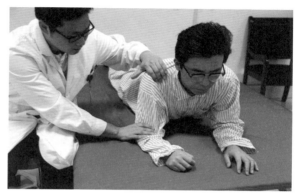

注意：　　在支撑患者上肢从伸展位到屈曲位时，训练者应施力于患侧肱三头肌，给予患者刺激提示肌肉收缩，避免支撑腋窝。

图 3 - 40　训练者辅助患者完成患肘支撑床面

067

（4）训练者帮助患者伸展患侧手指，并用右手固定患者五指伸展和大拇指外展，左手置于患者肘关节下。

（5）患者用力伸直双上肢，以抬高躯干。训练者左手在患者肘关节下保护，给予助力，反复进行(图 3 - 41)。

注意：　　训练者应告知患者用力支撑起躯干时，髋关节紧贴于床，避免上下肢的联合反应。同时，训练者应随时保护患者患侧肘关节，防止突然滑落。

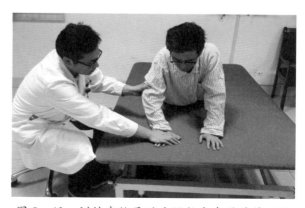

图 3 - 41　训练者给予助力保护患者肘关节以下

七、下肢力量训练——腘绳肌(大腿后侧肌群)力量训练

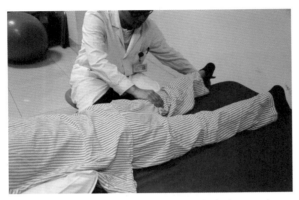

图 3-42　训练者帮助患者固定膝关节托住患足

方法：

（1）患者俯卧位，双手十指交叉，患侧拇指在健侧拇指上，双上肢屈曲行肘支撑位，下肢自然伸展。

（2）训练者将沙袋置于患者患侧膝关节上缘，右手固定膝关节，左手置于距骨上方托住患足(图3-42)。

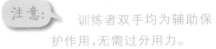

注意： 训练者双手均为辅助保护作用，无需过分用力。

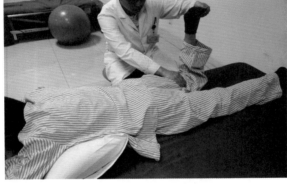

图 3-43　训练者帮助患者患侧膝关节屈曲

（3）训练者要求患者行患侧膝关节屈曲，左手辅助给予助力，待膝关节屈曲至90°时缓慢放下，反复进行(图3-43)。

注意： 如患者的屈膝过程困难，训练者可在患侧腘绳肌处给予轻拍提示，刺激肌肉收缩。

八、核心肌力训练

中枢神经系统损伤的患者常表现为肢体功能障碍的偏瘫模式，偏瘫的直接定义是半侧身体的功能瘫痪，因此偏瘫患者累及的不仅仅是肢体功能运动，同时也会存在躯干肌肉的部分功能障碍。针对躯干部分肌肉的一些运动疗法，称为核心肌力训练。这对于患者更好地控制身体协调和远端肢体肌肉及之后的步行、生活都有着积极的意义。

（一）桥式运动

方法：

（1）患者仰卧位，双手自然放置于体侧，或双手交叉置于枕后，双下肢膝关节屈曲，双足支撑在治疗床上。

（2）训练者双手固定患者患侧下肢于治疗床上，要求健侧下肢屈髋屈膝置于患侧膝关节上（图3-44）。

注意： 训练者应固定好患者患侧膝关节，防止健侧下肢运动过程中因联合反应使患侧下肢失去稳定。

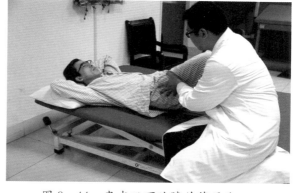

图3-44　患者双下肢膝关节屈曲

（3）训练者要求患者挺腰抬髋，并用右手控制患者患侧踝关节防止伸膝张力异常增高，左手控制患侧髋关节给予助力。保持数秒，反复进行（图3-45）。

注意： 训练者需要用右手控制好患侧伸膝张力的增高，以及左手保护患侧髋关节防止因腰背肌无力造成的左右晃动和突然滑落。

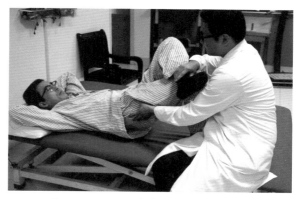

图3-45　训练者帮助患者挺腰抬髋

（二）手膝四点跪位

方法：

（1）患者俯卧位，训练者辅助患者双上肢屈曲行肘支撑位于床面，双下肢自然伸展。

（2）训练者引导患者将重心转移至健侧支撑，抬高患侧躯干，并帮助患者患侧下肢屈髋、屈膝（图3-46）。

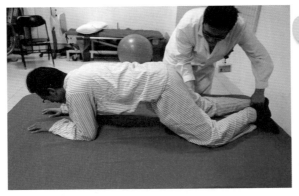

图 3-46　训练者帮助患者患侧下肢屈髋、屈膝

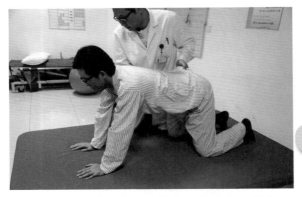

图 3-47　训练者辅助患者双上肢前支撑位

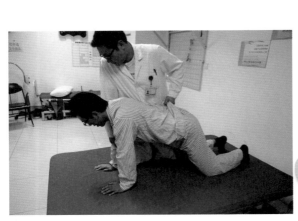

图 3-48　训练者引导患者在手膝四点跪位下
重心前后左右移动

注意： 在引导患者健侧支撑以抬高患者躯干时，训练者须双手固定保护患侧髋膝关节，防止因肌力低下或伸肌张力异常增高引起患腿突然滑落。

（3）训练者引导患者健侧下肢屈髋、屈膝完成双下肢的膝跪位，调整为稳定姿势。

（4）训练者右手固定患者患侧腕关节，左手置于患侧肘关节下，辅助患者完成伸肘的双上肢前支撑位，调整为稳定姿势（图 3-47）。

注意： 训练者在辅助患者伸肘运动时，应将左手置于患侧尺骨鹰嘴上缘肱三头肌处，给予提示刺激收缩，帮助患者更好地完成伸肘。

（5）训练者左手固定患者患侧髋关节，右手固定患侧肘关节，引导患者在手膝四点跪位下重心前后左右移动，保持数秒，反复进行（图 3-48）。

注意： 在引导患者手膝跪位下的重心转移时，患者可能会因为躯干肌肉的软弱而向某一侧倾倒，或因为上肢屈肌张力的增高使肘关节屈曲,训练者应及早做好防护。

(三)手膝三点跪位

方法:

(1)患者在训练者辅助下完成手膝四点跪位,调整为稳定姿势。

(2)训练者引导患者将重心转移至患侧,双手分别置于患者患侧肩关节和髋关节处固定,并要求患者使健侧下肢伸髋、伸膝抬离床面,保持数秒,缓慢放下,反复进行(图3-49)。

注意: 偏瘫患者在手膝跪位下将重心转移至患侧时,训练者须分别在患侧肩关节和髋关节施加反作用力保护,防止患者因肌肉无力向患侧倾倒。

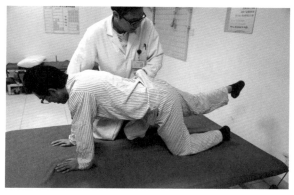

图3-49　训练者引导患者健侧下肢伸髋、伸膝抬离床面

(3)患者在训练者辅助下完成手膝四点跪位,调整为稳定姿势。

(4)训练者引导患者将重心转移至患侧,双手置于患侧肩关节和健侧髋关节固定,并要求患者使健侧上肢完全伸展抬离床面,保持数秒,缓慢放下,反复进行(图3-50)。

注意: 偏瘫患者在手膝跪位下重心转移时,患者可能会因为躯干肌肉的软弱而向某一侧倾倒,须训练者双手在患侧肩关节处和健侧髋关节处呈对角固定保护。

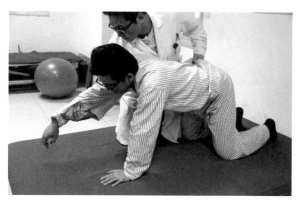

图3-50　训练者引导患者健侧上肢伸展抬离床面

（四）上肢和躯干稳定性控制

方法：

（1）患者在训练者辅助下完成手膝四点跪位，调整为稳定姿势。

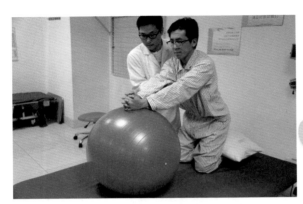

（2）训练者将软垫置于患者双侧腘窝，引导患者伸腰至坐位，双手十指交叉，患侧拇指在健侧拇指上，并将双上肢置于康复球上（图3-51）。

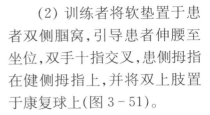

注意： 将软垫置于患者双侧腘窝再引导患者坐下是为了防止患者因下肢肌肉无力造成膝关节过屈，避免训练中的损伤。

图3-51　训练者引导患者双手十指交叉置于康复球上

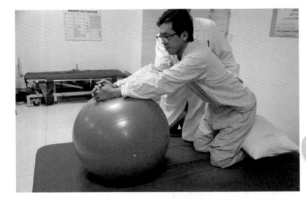

（3）训练者左手置于尺骨鹰嘴上缘肱三头肌处，引导患者向前推球，右手辅助固定控制患者躯干，推至患者自觉肩背部肌肉紧张时保持数秒，缓慢收回，反复进行（图3-52）。

注意： 患者在伸肩挺腰推球运动中，髋部不可离开软垫，以最大效率的训练上肢和躯干肌肉。训练者须在患者移动过程中用双手协助保护，防止向一侧倾倒。

图3-52　训练者引导患者向前推球

（五）下肢稳定性控制

方法：

（1）患者仰卧位，双手自然放置于体侧，双下肢膝关节屈曲，双足支撑在治疗床上。

（2）训练者帮助患者双下肢屈髋、屈膝，双膝双足并拢并置于康复球上，维持下肢稳定（图3-53）。

注意： 训练者将患者双下肢转移至康复球上时须托住远端踝关节，并用手调整双足使足底完全接触球面。

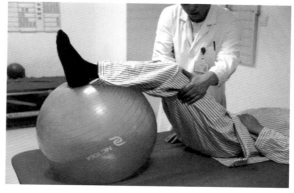

图3-53 训练者帮助患者双下肢置于康复球上

（3）待患者双足底完全接触球面并保持下肢稳定时，训练者双手分别虚按于患者双膝外侧固定，并要求患者双下肢保持屈髋屈膝位左右摆动，反复进行（图3-54）。

注意： 在患者下肢左右摆动运动时，训练者双手须保护于患者双膝外侧，以免患者下肢向一侧倾倒。在运动过程中，要求患者始终保持双膝双足并拢。

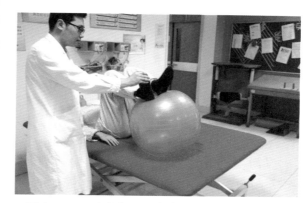

图3-54 训练者协助患者做双下肢摆动运动

（4）患者仰卧位，双手自然放置于体侧，双膝双足并拢并维持双下肢伸展置于康复球上。

（5）待患者保持双下肢稳定时，训练者双手虚按于患者小腿外侧，并要求患者双下肢伸展位下骨盆左右侧屈运动，反复进行（图3-55）。

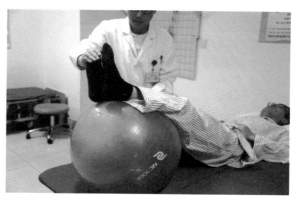

图3-55 训练者协助患者做伸展位下骨盆侧屈运动

在运动过程中,要求患者始终保持双膝双足并拢。

(6) 患者仰卧位,双手自然放置于体侧,双膝双足并拢并维持双下肢伸展置于康复球上。

(7) 待患者保持双下肢稳定时,训练者协助患者患侧下肢髋关节屈曲并内收,置于健侧下肢上。保持数秒,将患者下肢返回起始点,并要求健侧下肢做同样运动,反复进行。

 患者将患侧下肢置于健侧下肢上为训练患肢肌力,将健侧下肢置于患侧下肢上时为训练患肢协调稳定。训练者应协助患者在双下肢运动中尽可能保持康复球的稳定。

九、坐位抗痉挛训练

方法:

(1) 患者坐位,双上肢支撑于体侧,训练者帮助患者患侧手指伸展拇指外展支撑于床面,重心稍向患侧转移。

(2) 如有条件训练者可使用训练沙袋压住患者患侧手背以固定腕关节背伸和手指伸展,左手置于尺骨鹰嘴上缘肱三头肌处,给予刺激提示收缩。

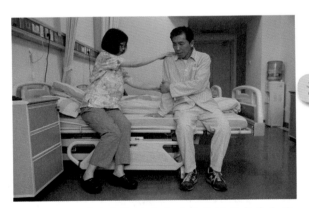

图3-56 训练者协助患者用健手辅助患手支撑

注意: 在患者使用患手支撑并向患侧转移重心时,训练者双手应分别置于患者肩关节与肘关节处以协助患者伸肘以稳定支持,防止向患侧倾倒。也可嘱患者用健手扶住患侧肘关节以稳定支持(图3-56)。

(3) 在患者保持患侧上肢稳定支撑后,训练者左手置于患侧尺骨鹰嘴上缘

肱三头肌处,右手悬置于患者患侧方,给予目标提示,要求患者扭身用健手触碰
训练者的手。

注意: 　训练者在给予患者设置距离目标时,不应过远而使患者体重过多压迫于患侧
肩关节引起疼痛或损伤。

（4）患者 Bobath 握手,双上肢伸直,训练者帮助患者完成双上肢的前屈与
上举动作(图 3 - 57,图 3 - 58)。

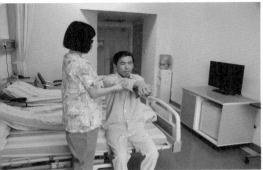 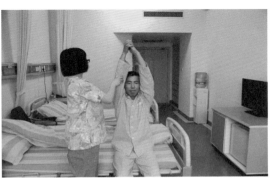

图 3 - 57　协助患者双上肢前屈　　　图 3 - 58　协助患者双上肢上举

（5）患者坐位,Bobath 握手,双上肢伸直平举,训练者帮助患者完成双上肢
水平位的左右摆动(图 3 - 59,图 3 - 60)。

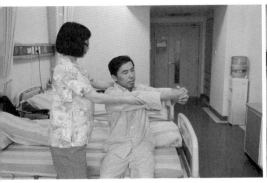 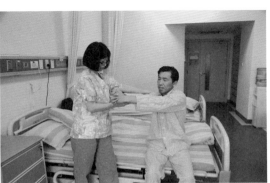

图 3 - 59　协助患者双上肢水平位向左摆动　　　图 3 - 60　协助患者双上肢向右摆动

训练者要给予患侧肩、肘关节适当的支撑,防止患侧上肢无力突然滑落。

(6) 患者坐位,双上肢支撑于桌面,训练者以右手示指抵住患者右手拇指,使其处于外展伸展位,其余四指控制患者右手其余四指于伸展位,辅助患者完成屈伸肘运动(图3-61,图3-62)。

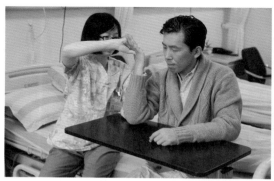
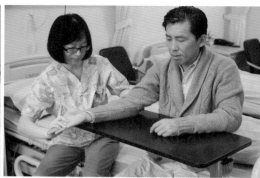

图 3-61　训练者辅助患者屈肘　　　　　图 3-62　训练者辅助患者伸肘

(7) 患者坐位,双上肢支撑于桌面,训练者右手控制患者右手于抗痉挛体位,左手固定患者右上肢肱骨的远端,辅助患者完成前臂旋前、旋后的动作(图3-63,图3-64)。

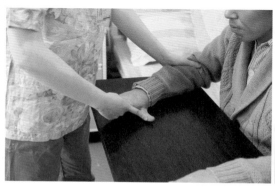
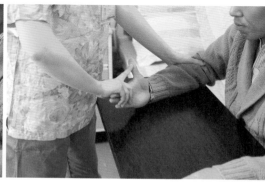

图 3-63　训练者辅助患者前臂旋前　　　　图 3-64　训练者辅助患者前臂旋后

十、患侧躯干牵伸

方法：

（1）患者坐位，双上肢支撑于体侧，训练者帮助患者患侧手指伸展拇指外展支撑于床面，重心稍向患侧转移。

（2）训练者将斜板置于患者患侧足底前区，沙袋置于患侧股四头肌以稳定下肢，并协助患者维持躯干稳定（图3-65）。

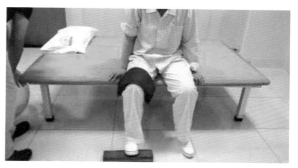

注意： 在继续的躯干牵伸治疗中，训练者无法对患者患侧下肢进行固定保护，同时为抑制运动中的下肢伸肌张力异常增高，所以使用斜板和沙袋辅助。

图3-65　训练者帮助患者患手伸展支撑，放置斜板于患足底前区，沙袋置于大腿上

077

（3）训练者将康复球置于患者患侧床面，协助患者患侧上肢伸展外展置于康复球上，同时训练者右手固定患侧肩背部，左手固定腕关节。

（4）患者在训练者辅助下躯干向患侧侧屈，自觉腰背部肌肉紧张后保持数秒，缓慢回到起始位，反复进行。

注意： 在患者躯干牵伸运动中，训练者右手须固定保护患者肩背部以防止患者坐位平衡被破坏而向后倾倒。

十一、球——躯干稳定性训练

方法：

（1）患者坐位，双上肢支撑于体侧，保持坐位平衡稳定。

（2）训练者跪位于患者身后，右手托于患者患侧前臂以帮助屈曲肘关节，左手辅助患手固定在健侧肩峰上。训练者要求患者健手同样固定于患侧肩关节，

并向体前压迫以固定患手,此时将康复球置于患者身后。

 在患者健侧上肢没有交叉固定好患侧上肢时,训练者不要放开固定于健侧肩关节的左手,以免患侧上肢的突然滑落。

（3）训练者使康复球固定于自身双膝与患者腰背部间,并用双手虚按患者双肩外侧保护防止倾倒。

（4）患者在训练者保护下腰背抵球,重心左右移动,自觉将无法维持平衡时停止,保持数秒,反复进行。

 在患者运动过程中,为防止患手滑落,训练者左手可始终固定患者患手。

十二、花生球——肩关节训练

方法:

（1）患者站立位,双手十指交叉,患侧拇指在健侧拇指上。训练者将花生球摆置在患者前方的磨砂平台上,帮助患者上肢抬高后放置于花生球中间凹陷处。

注意: 在患者将双手摆放至花生球上过程中,训练者须保护固定患者躯干防止因上肢用力引起联带运动而向一侧倾倒。

（2）患者在训练者的指令下双上肢完全伸展,腰前屈使重心前移,保持数秒并回到起始位,反复进行。

注意: 在患者运动过程中,双上肢须依附于花生球,依靠对球的支撑来调整重心变化后的平衡控制。

十三、磨砂板——上肢训练

方法:

（1）患者床边坐位,双上肢支撑于体侧,保持坐位平衡稳定,训练者将磨砂平台摆放至患者身前并调整到合适高度。

（2）训练者协助患者双上肢伸展握住磨砂板置于磨砂平台上，左手置于患者患侧尺骨鹰嘴上缘肱三头肌处，右手固定保护患手紧握磨砂板手柄（图3-66）。

注意：　训练者须叮嘱患者尽力将肘关节不接触磨砂平台并向身体靠拢，勿引起身体向健侧倾斜来伸肘的代偿运动。

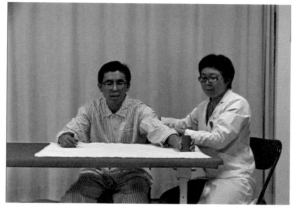

图3-66　训练者协助患者双上肢伸展握住磨砂板置于平台上

（3）训练者协助患者双手紧握磨砂板在平台上左右平移，反复进行。

注意：　患者双上肢伸展并向健侧移动时，训练者须防止患侧肘关节用力屈曲并在肱三头肌处给予刺激提示收缩。

（4）训练者协助患者双手紧握磨砂板在平台上屈伸肘关节前后移动，反复进行（图3-67）。

注意：　患者双上肢屈肘运动时，训练者须固定患者腕关节稍背伸防止患侧上肢共同运动。同时，须叮嘱患者在磨砂板运动中尽量减少躯干的移动。

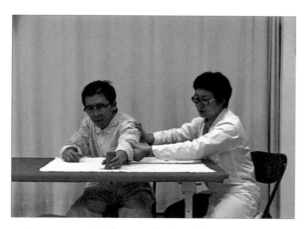

图3-67　训练者协助患者双手紧握磨砂板在平台上屈伸肘关节前后移动

十四、水杯——前臂旋前旋后训练

方法：

（1）患者床边坐位，双上肢支撑于体侧，保持坐位平衡稳定，训练者将磨砂平台摆放至患者身前并调整到合适高度。

（2）训练者协助患者患侧上肢屈肘置于磨砂平台上，患手紧握水杯，并保持前臂中立位（图3-68）。

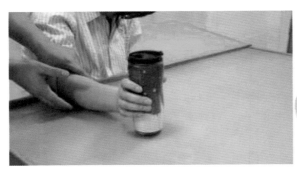

图3-68 训练者协助患者患手紧握水杯，保持前臂中立位

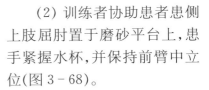

注意： 在调整患者患手握水杯呈中立位时，训练者须一手固定患者肘关节，一手轻拍患侧腕背伸肌肉防止因屈肘引起的上肢共同运动。

（3）训练者双手分别固定控制患者肩关节和肘关节，协助患者患手握杯做前臂旋前旋后运动，反复进行（图3-69）。

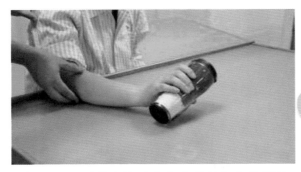

图3-69 训练者协助患者患手握杯做前臂旋前旋后运动

注意： 在患者患侧前臂旋前旋后运动中，训练者须控制患肩和患肘固定，并在患者旋后运动中指轻拍旋后肌提示收缩。

十五、轮滑——膝关节屈伸训练

方法：

（1）患者床边坐位，双上肢支撑于体侧，保持坐位平衡稳定。

（2）训练者立于患者患侧，左手固定患者健侧肩关节，右手固定患侧髋关节，以控制患者躯干。要求患者屈伸膝关节做轮滑前后移动，反复进行(图3-70)。

注意: 患者屈伸患侧膝关节时训练者须控制患者躯干以免产生躯干向健侧倾斜的代偿运动。

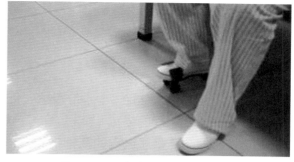

图3-70　膝关节屈伸轮滑训练

十六、弹力带——下肢力量训练

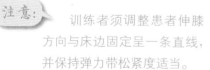

方法:

（1）患者床边坐位，双上肢支撑于体侧，保持坐位平衡稳定。

（2）训练者将弹力训练带固定于床腿和患者踝关节之间，保持适量松紧度。训练者要求患者伸膝踢腿，在至高处保持数秒，反复进行(图3-71)。

注意: 训练者须调整患者伸膝方向与床边固定呈一条直线，并保持弹力带松紧度适当。

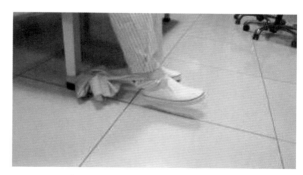

图3-71　下肢力量弹力带训练

（3）患者床边坐位，双上肢支撑于身体后侧，保持坐位平衡稳定。

（4）训练者将弹力训练带固定于床腿和患者膝关节上部之间，保持适量松紧度。训练者要求患者屈髋，在至高处保持数秒，反复进行(图3-72)。

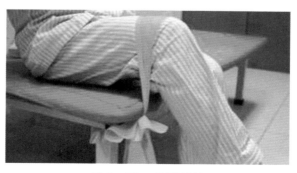

图3-72　屈髋训练

注意: 治疗师须调整患者屈髋方向与床边固定呈一条直线,并保持弹力带松紧度适当。

总之,肌痉挛是人体随意运动的大敌,肌张力的增高使人体的整体运动模式变得扭曲,采用正确的姿势和体位,练习抗痉挛的主动运动,善于使用家庭物理因子,按时服用降低肌张力的药物,均能有效地控制张力,重新获得身体的控制权。

第一节

腿脚强健防跌倒

吃过了早餐，泰丽开始收拾桌子，并忙碌起其他家务。丈夫生病以后，家庭的担子陡然沉重起来，大大小小的事情都要靠她完成，退休以后本来丰富生活的许多计划，现在可都泡汤了。

黄凯军看着妻子忙碌的身影，心里觉得有些懊恼和失落，但是手脚的活动还很不灵活，说话都必须多转一个弯才能说得流畅，在家中无事可做，又帮不上忙，这样的感觉真的很不好。还是抓紧完成康复训练，学习些康复知识吧，于是他操作着轮椅回到书房，拿起那本《家庭康复指导手册》细细地阅读。书中详尽地介绍了脑卒中后各个阶段的肢体活动特征和表现，以及不同康复手法的具体应用，确实是一本对病人很有帮助的科普读物。当他的目光落在"站立"两个字上的时候，眼中充满了企盼的目光，要是能站起来的话，那该有多好啊！我在出院前几天的时候，沈医生不是帮助我完成了从坐到站的训练了么，为什么我现在不自己试一试呢？

黄凯军这么想着，想要站立起来的欲望就更加强烈了，他先在脑子里回忆了当时训练的情景，又将左腿搬下轮椅踏板，尝试着左脚足底踩地的感觉，觉得似乎能够受一些力的时候，他下定了决心。

黄凯军放下手中的书，锁上轮椅刹车，将两只脚都踩在地面上，双手交叉握住，尝试做了几次重心前移的动作，左脚底从一开始踩棉花似的轻飘飘的感觉，渐渐有了些承重感。这时的黄凯军兴奋不已，胆子也大了起来，双手尽量前伸向电脑桌靠去，并支撑在电脑桌上，两腿的膝关节用力一蹬，随着一种熟悉的感觉回到了身体里，他发现自己竟然已经站了起来。对身体的控制好像进了一步，那种有力量的感觉让人愉悦和欢欣。

但是，很快黄凯军发现了一个问题，因为身体过于前倾支撑在电脑桌上，他坐不下来了。此时的黄教授是骑虎难下，急得额头上的汗珠都冒了出来，而且更让人担心的是，他的左腿已经在微微颤抖，马上要支持不住而摔倒了。这时的他只能大声呼救，听到喊声的秦丽赶忙冲到书房，看到眼前的情形，吓了一跳，扶着黄凯军坐下后，就开始数落他。

"老黄啊老黄，康复手册里写得很清楚，许多治疗和训练动作一定要在家人的帮助下完成，要格外注意安全，胡教授再三叮嘱的要防跌倒，你都忘记了？"

黄凯军也有些不好意思，刚才一兴奋确实把什么都忘得一干二净，连忙安慰又着急又生气的妻子。

脑卒中后的患者存在肢体运动障碍时，肢体运动功能相对较差，身体姿势调整、保持平衡的功能下降，活动时便容易跌倒。在家庭环境中，我们要认识到患者在哪些情况、哪些动作下容易跌倒，从而避免跌倒风险。这里就列举一些容易跌倒的动作：①从座位站起；②从床向椅子、轮椅转移，或从轮椅向床、坐便器转移；③步行中精神过度紧张、绊脚、摇晃、滑倒；④方向转换；⑤过障碍物；⑥坐到床及椅子；⑦上下楼梯及坡路步行；⑧在洗脸及家务动作时，下肢固定而要进行躯干活动；⑨入浴；⑩穿脱下身衣服。

防止跌倒的对策首先在于确认各种动作的安全性，针对有可能出现的问题进行防范，并及时改进动作及技巧。患者及家属要听从医护人员的康复指导和安全教育，能够按照科学方法做肢体运动是十分关键和重要的。具体活动时，在有陪护（或工作人员）在场的情况下，陪护应站在患者的患侧。此外，对患者的居住环境也要做出相应调整，以确保安全。如让家庭活动空间变得开阔，保持活动区域通畅，搬走室内通道上不必要的家具，在浴室内加扶手和防滑垫等。

当然，防止跌倒最关键和最根本的措施还是加强下肢力量和协调的训练，只有自身强大,才能无惧任何环境,只有能够灵活有力地控制自己的身体,才能完成任何想要完成的事情。

一、人体形态定位

方法:

(1)患者站立位,目视前方,双手自然放于体侧,双足稍分开并平均支撑体重。

(2)训练者立于患者身后,调整患者头部处于中立位,双肩自然放松,双侧呈同一水平,骨盆左右对称无高低。训练者嘱咐患者原地踏步数次后,自行调整至正常站立位(图4-1~图4-3)。

注意: 训练者将患者人体形态定位完成后应嘱咐其保持并感受体位的变化,以增强患侧躯体的本体感觉。

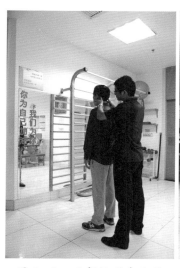
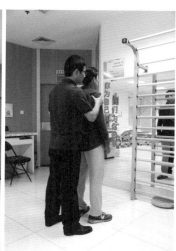
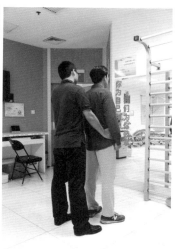

图4-1　头部处于中立位　　图4-2　双肩自然放松　　图4-3　骨盆左右对称

二、直立动态平衡训练

方法:

(1)患者直面肋木(一种辅助站立工具)站立,目视前方,双手自然放于体

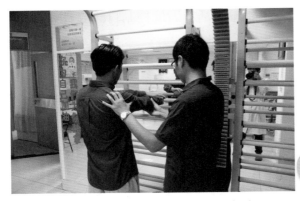

图4-4 训练者辅助患者抓握肋木练习

侧，双足稍分开并平均支撑体重。

（2）训练者在患者患侧后方辅助患者患肩前屈90°，患手抓握肋木，并将健手覆于患手作支持固定(图4-4)。

注意：训练者须站在患者患侧后方保护，防止因患者患侧软弱或肌张力异常增高而向患侧倾倒。

（3）训练者辅助患者前后左右摇动躯干做重心转移，并保持站立平衡，可反复进行。

注意：患者在移动过程中常因紧张心理产生上肢屈肌张力增高，伸肘困难，训练者可在患者肱三头肌给予适当刺激，促进收缩。

三、直立抗干扰平衡训练

方法：

（1）患者站立位，目视前方，双手自然放于体侧，双足稍分开并平均支撑体重。

（2）训练者立于患者后方，嘱咐患者自行调整至正常站立位并保持稳定。训练者双手虚按于患者双肩，左手在左肩保护，右手推动患者右肩致其重心向左侧偏移；反之，亦同样练习。可反复进行(图4-5)。

注意：在抗干扰平衡训练前，训练者可先嘱咐患者自行前后左右重心移动，观察患者平衡极限角度，并在施加干扰时适当施力，以免患

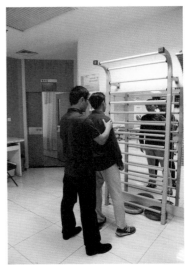

图4-5 直立抗干扰平衡训练1

跌倒。

（3）训练者立于患者后方,嘱患者自行调整至正常站立位并保持稳定。训练者双手虚按于患者双肩肩锁关节向后轻推,待稳定后双手虚按于患者背阔肌向前轻推,可反复进行(图4-6)。

注意: 在施加前后方向的平衡干扰时,训练者应控制力量输出,以免引出患者跨步策略,造成平衡破坏而跌倒。

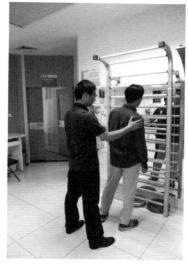

图4-6　直立抗干扰平衡训练2

四、单腿负重平衡训练

方法:

（1）患者直面肋木站立,目视前方,双手自然放于体侧,双足稍分开并平均支撑体重。

（2）训练者在患者患侧后方辅助患者患肩前屈90°,患手抓握肋木,并将健手覆于患手作支持固定。

（3）训练者嘱咐患者双下肢分别屈髋、屈膝,保持数秒,反复进行(图4-7)。

注意: 训练者须站在患者患侧后方保护,防止因患者患侧软弱或肌张力异常增高而向患侧倾倒。

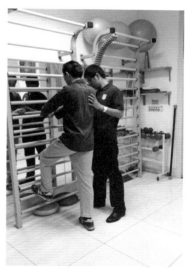

图4-7　单腿负重平衡训练

五、软垫平衡训练

方法:

（1）患者直面肋木站立,目视前方,双手自然放于体侧,双足稍分开并平均支撑体重。

（2）训练者在患者患侧后方辅助患者患肩前屈90°,患手抓握肋木,并将健手覆于患手作支持固定。

（3）训练者将平衡训练软垫置于患者双足下,并用双手固定患者髋关节,辅助患者进行重心前后左右转移,反复进行(图4-8,图4-9)。

注意: 训练者在将软垫置于患者双足下时,应遵从上下楼梯训练的原则,健侧下肢先上,待稳定后再上患侧下肢。

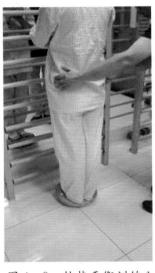 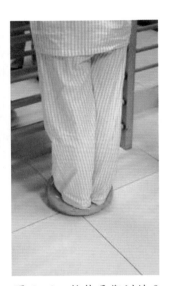

图4-8　软垫平衡训练1　　图4-9　软垫平衡训练2

六、弓步平衡训练

方法:

（1）患者直面肋木站立,目视前方,双手自然放于体侧,双足稍分开并平均支撑体重。

（2）训练者在患者患侧后方辅助患者患肩前屈90°,患手抓握肋木,并将健手覆于患手作支持固定。

（3）训练者辅助患者患侧下肢直线向前迈小步,保持稳定后用双手固定患者髋关节协助其重心前移,嘱咐患者健侧下肢后伸迈步并保持稳定(图4-10~图4-12)。

注意：　脑卒中后偏瘫患者若患侧下肢功能良好，可直接由患侧下肢向前迈大步完成患腿支撑的弓步准备动作；若患侧下肢功能不良，平衡协调能力差，则应由训练者辅助分两步完成弓步准备动作。

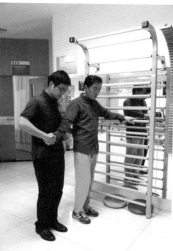
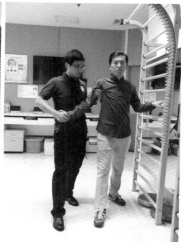
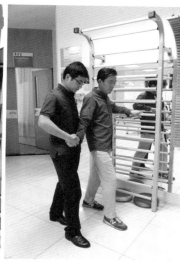

图 4-10　弓步平衡训练 1　　图 4-11　弓步平衡训练 2　　图 4-12　弓步平衡训练 3

（4）训练者蹲立于患者患侧并用右手支持保护患膝，防止过屈，左手固定保护患者躯干稳定，嘱咐患者重心缓慢前移，患腿支撑体重，保持数秒，回到起始位，反复进行（图 4-13）。

注意：　训练者帮助患者患腿支撑弓步运动时，须固定保护好患者患侧膝关节，防止因股四头肌软弱造成的膝关节不稳。

七、中间关节强化训练

方法：

（1）患者直面肋木站立，目视前方，双手自

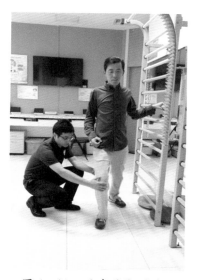

图 4-13　弓步平衡训练 4

然放于体侧,双足稍分开并平均支撑体重。

(2) 训练者在患者患侧后方辅助患者患肩前屈90°,患手抓握肋木,并将健手覆于患手作支持固定。

(3) 训练者立于患者患侧,左手托患侧尺骨鹰嘴上缘肱三头肌处给予刺激提示收缩,右手保护固定患手,嘱咐患者重心前移,双上肢伸展支撑体重并屈伸肘关节,反复进行(图4-14,图4-15)。

注意: 训练者须提示患者做上肢支撑下肘关节屈伸前应重心前移,使双上肢均匀受力,患侧肘关节稳定支持后开始训练。

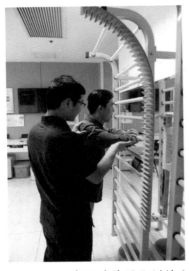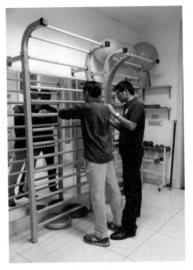

图4-14 中间关节强化训练1　　图4-15 中间关节强化训练2

(4) 训练者立于患者患侧后方用双手固定保护患者骨盆在中立位,并嘱咐患者缓慢下蹲,保持数秒,回到起始位,反复进行(图4-16,图4-17)。

注意: 在患者下蹲过程中,训练者双手须向正上方施力支持保护,并牢固控制患者躯干在中立位而不向健侧倾斜。

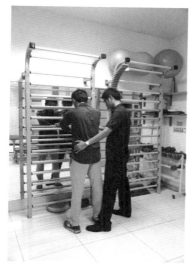 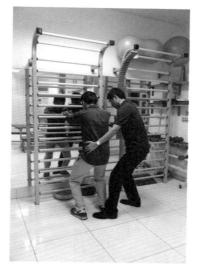

图 4 - 16　中间关节强化训练 3　图 4 - 17　中间关节强化训练 4

八、骨盆控制练习——提髋训练

方法：

（1）患者直面肋木站立，目视前方，双手自然放于体侧，双足稍分开并平均支撑体重。

（2）训练者在患者患侧后方辅助患者患肩前屈90°，患手抓握肋木，并将健手覆于患手作支持固定。

（3）训练者协助患者健腿立于训练楼梯上，患腿悬空，双手支持固定患者骨盆在中立位，嘱咐患者提患侧髋，保持数秒放下，反复进行（图4 - 18）。

注意：

患者在提髋运动中，常因为患侧肌肉无力而向健侧倾斜代偿，训练者须左手固定患者躯干防止向健侧倾斜，右手帮助患髋提升。

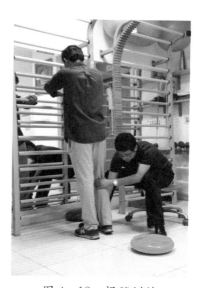

图 4 - 18　提髋训练

九、骨盆控制练习——后伸髋训练

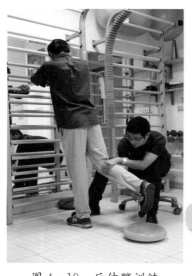

方法：

（1）患者直面肋木站立，目视前方，双手自然放于体侧，双足稍分开并平均支撑体重。

（2）训练者在患者患侧后方辅助患者患肩前屈90°，患手抓握肋木，并将健手覆于患手作支持固定。

（3）训练者立于患者患侧后方用双手固定保护患者骨盆在中立位，嘱咐患者向后伸髋，保持数秒，回到起始位，反复进行（图4-19）。

注意： 训练者在患者伸髋运动时双手须水平向前固定患者躯干后仰的代偿动作，并保护患者防止跌倒。

图4-19 后伸髋训练

（4）训练者立于患者患侧后方，协助其患腿屈髋屈膝置于康复球上，左手轻推患者骨盆固定其躯干，右手固定患侧膝关节。嘱患者向后伸髋，保持数秒，回到起始位，反复进行。

注意： 患者在伸髋运动时训练者左手应水平向前轻推患者患侧骨盆，以抵抗运动中躯干后仰的代偿动作；右手在患膝后外侧方固定以抵抗患侧下肢因内收肌软弱而向外侧倾斜。

十、步行训练

恢复步行是康复治疗的基本目标之一。

一般在患者达到自动态站位平衡以后，患腿承重达体重的一半以上，并可向前迈步时即可开始步行训练。但由于老年人易出现废用综合征，有的患者靠静态站立改善持重缓慢，故某些患者步行训练可适当提早进行，必要时使用下肢辅具。不过步行训练量早期要小，以不致使患者过度费力而出现足内翻和尖足畸形并加重全身痉挛为度。对多数患者而言,不宜过早地使用手杖,以免影响患侧训练。

在步行训练前,先训练双腿交替前后迈步和重心的转移。首先进行扶持步行或平行杠内步行,再进行患者独立徒手步行。但也有部分患者不必经过平行杠内步行训练期,可直接进行监视下或少许扶持下步行训练。

步行训练早期常有膝过伸和膝打软(膝突然屈曲)现象,应进行针对性的膝控制训练。如果出现患侧骨盆上提的划圈步态,说明膝屈曲和踝背屈差。

在可独立步行后,进一步训练上下楼梯(上行时健腿先上,下行时患腿先下)、走直线、绕圈、跨越障碍、上下斜坡及实际生活环境下的实用步行训练。

改善步态的训练,重点是纠正划圈步态。对患者要实施针对性的训练,如站立相时,患腿负重能力差,在体重转换的过程中,患腿缺乏平衡反应的能力,应重点训练患腿的负重能力,如摆动相时,患腿不能很好地屈曲,应训练幅度较小的屈曲、伸直,交替进行患侧膝关节的独立训练,在摆动相时患膝能完成屈曲而向前迈步。

(一)重心左右转移

方法:

(1)患者双足分开,与肩同宽,两眼平视前方,自然站于镜前。

(2)训练者站在患者身后,双手扶于患者两髋上,帮助患者左右转移重心,先向健侧,后向患侧(图4-20)。

注意: 在训练时,患者上身要保持正直,防止躯干侧弯和足跟离地。

(二)重心前后转移

方法:

(1)患者患足在前,健足在后,两眼平视前方,自然站于镜前。

(2)训练者站在患者身后,一手扶在患侧髋部,一手扶在患侧肩部,帮助患者前后转移重心。

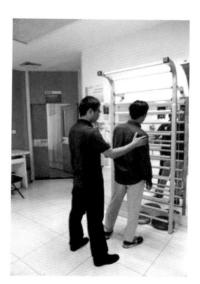

图4-20 重心左右转移训练

注意： 在训练时,患者上身要保持正直,防止躯干前后摆动;重心向前移动时要避免患腿突然打软或膝过伸,重心向后移动时要避免患足的拖动。之后,可训练健足在前,患足在后的前后重心转移。

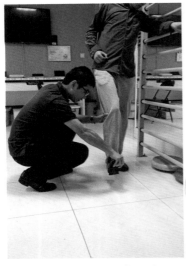

图 4-21　低迈步训练

(三)低迈步训练

方法：

(1)患者双足平行,两眼平视前方,自然站于镜前。

(2)训练者蹲于患者的患侧,一手扶在患侧髋部,一手扶在患侧足足尖,帮助患者向前迈步(图 4-21)。

注意： 在训练时,患者上身要保持正直,向前迈步时,训练者一手要控制髋部,防止患者过度提髋,一手要控制足尖,防止足尖先着地。

(四)健侧支撑迈步

方法：

(1)患者健足在前,患足在后,两眼平视前方,自然站于镜前。

(2)训练者站在患者身后,双手扶于患者两髋上,让患者做前后迈步(图 4-22)。

注意： 在训练时,患者上身要保持正直,训练者要控制好患者的髋部,避免过度提髋,身体过度侧倾。

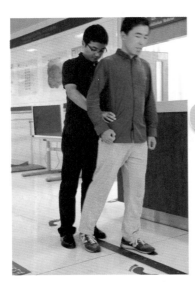

图 4-22　健侧支撑迈步

(五)患侧支撑迈步

方法：

(1)患者患足在前,健足在后,两眼平视前方,自然站于镜前。

(2)训练者站在患者身后,双手扶于患者两髋上,让患者做前后迈步。

 注意: 在训练时,患者上身要保持正直,并避免患腿突然打软或膝过伸。

(六)后方扶持步行训练

方法:

在规范的步态训练区域,训练者站在患者身后,双手扶住患者的髋部,让其向前连续迈步(图4-23)。

注意: 在训练时,患者上身要保持正直,步幅要均等,不要忽大忽小,避免划圈步态和低头步行。

(七)侧方扶持步行训练

方法:

对于上肢肌张力较高的患者可采用侧方扶持步行训练,即训练者站在其患侧,一手抵住其肩部,一手控制其患手,使其患侧上肢处于伸肘、伸腕、伸指位,让其向前连续迈步(图4-24)。

注意: 在训练时,患者上身要保持正直,步幅要均等,不要忽大忽小,避免划圈步态和低头步行。

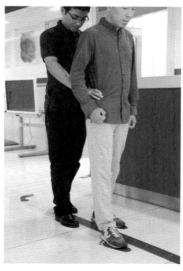
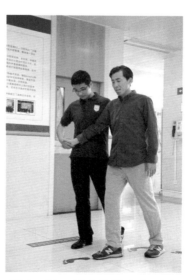

图4-23 后方扶持步行训练　　图4-24 侧方扶持步行训练

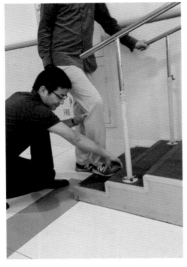

图 4 - 25 上楼梯训练

（八）上楼梯训练

方法：

（1）患者面对训练楼梯站立，健手抓握楼梯扶手，训练者蹲立于患者患侧后方，右手固定控制住患者患侧膝关节防止突然屈曲，左手控制患者健侧躯干，使患者身体重心向患侧转移。

（2）患者健侧下肢向上迈一层楼梯，并全足底稳定踩地(图 4 - 25)。

注意： 如患者患侧下肢负重能力较差或因恐惧心理无法完成向患侧重心转移，训练者须左手协助患者躯干转移并右手给予稳定支持。

（3）训练者辅助患者重心前移，健侧下肢负重，同时双手分别固定支持患者健侧躯干和患侧膝关节。

（4）训练者右手从膝关节上方转移至内侧方，用手指勾住并辅助患者患侧下肢屈髋、屈膝，将患侧下肢向上迈一层楼梯，并全足底稳定踩地。反复进行。

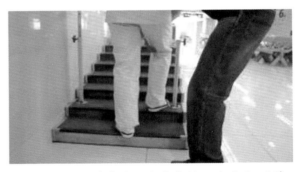

图 4 - 26 训练者辅助患者患侧下肢屈髋、屈膝上楼梯

注意： 训练者须在患者后方给予躯干稳定支持，防止向后倾倒。

（九）下楼梯训练

方法：

（1）患者在训练楼梯上站立，健手抓握楼梯扶手，训练者立于患者患侧方，右手固定控制住患者患侧膝关节防止突然屈曲，左手控制患者健侧躯干，使患者身体重心向健侧转移。

（2）训练者右手从患者患侧膝关节上方转移至内侧方，用手指勾住并辅助患者患侧下肢屈髋、屈膝,将患侧下肢向下迈一层楼梯,并全足底稳定踩地。

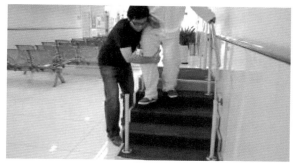

图 4-27　辅助患者患侧下肢屈髋、屈膝下楼梯

注意:
　在患者患侧下肢下楼梯训练中,训练者须随时观察患者患侧下肢的异常运动情况,如下肢伸肌张力异常增高引起的膝关节外展外旋,远端肌肉无力引起的足下垂等,辅助患者稳定安全地将患侧下肢放置于下一层楼梯上。

(3) 训练者立于患者患侧方,右手固定控制住患者患侧膝关节防止突然屈曲,左手控制患者健侧躯干,使患者身体重心向患侧转移。同时患者健侧下肢向下迈一层楼梯,并全足底稳定踩地。反复进行(图4-28)。

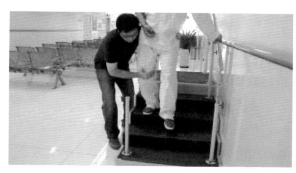

图 4-28　辅助患者健侧下楼梯

097

注意:
　在患者患侧下肢负重时,训练者须右手随时支持固定患者患侧膝关节防止突然屈曲向前倾倒。

第二节

家庭工具锻炼手

经过了一大早的"惊魂"事件，黄凯军在家中好几处容易碰撞跌倒的高危地点活动时，都开始特别谨慎小心起来。于是，在家待得很不自在的黄教授，不禁怀念起在学校工作的时光，没有生病前，他就是个"工作狂"，辅导学生，撰写论文，阅读专著，每天忙得不亦乐乎，现在突然闲了下来，身上没一个关节不痒痒的。

睡了一个午觉后，黄凯军决定打开电脑，看看新闻信息和工作上的邮件，还想着和学生在线聊聊，回答些专业问题。恢复些工作状态，或许在家就没那么难受了吧，默默对自己说道。然后，他用右手熟练地打开电脑，并开启了一个聊天软件，习惯性地想用双手打字时，左手只有示（食）指能够伸展开，并且在微微颤抖。他看了眼不听话的左手，叹了口气，要用右手完成打字的时候，猛然想到在康复治疗室中，沈医生对他说的话，"黄教授，你回家以后，要善于发现生活中任何能够锻炼自我功能的机会，并且把握住，在不是处理特别着急的事情时，情愿慢一点，也要让患侧参与进去，这样才能真正形成时刻锻炼的习惯。"

他沉吟了一会，伸出了左手的食指，在键盘上点击起来，从刚开始按好几次才能按准一个键，到后来逐渐加速，准确度也提高了，并没有花费太多的时间。此刻，一个对话框在电脑桌面上跳了出来，竟是学校里的同事，他多年的老朋友——徐老师。他们聊了些黄凯军最近的情况，学校发生的大事，学生在比赛中获得的奖项，黄凯军高兴极了，仿佛把所有的烦恼都抛诸脑后。最后，徐老师说，学校也很关心黄凯军的病情，周末就会和另一位老师前来看望他。黄凯军关上电脑后，久久不能平静，他用右手帮助放松了一下刚才因打字而有些僵硬的左手手指，决定再多加练习，到时以比较好的状态面对昔日的同事们。

　　脑卒中后的康复是一个相对漫长的过程,改善生活活动能力是最主要的康复目标,脑卒中患者出院回家后,大多仍有强烈的康复治疗愿望,但是面临的主要康复障碍就是一侧肢体瘫痪,也就是通常说的偏瘫。而其中尤以上肢及手功能康复最为困难,家庭康复中患者可以利用合适的工具进行作业疗法治疗。

　　作业疗法是指导患者参与选择性、功能性活动,来促进其健康生活的治疗方法。目的是减轻残疾,保持健康,增强患者参与社会、适应环境、创造生活的能力。

　　大多数日常生活活动中都包含了复杂的上肢功能。脑卒中患者常表现为上肢伸屈活动障碍,手指抓握困难。上肢的作业治疗主要是诱发肌肉的主动活动,防止关节挛缩,提高手对抓放物体的控制能力。脑卒中患者只要能够积极尝试自我主动训练,肢体活动范围就会扩大,肢体功能就会得到最大限度的发挥,就能尽可能展示自己的能力。

一、滚筒训练

　　目的:诱发患侧肩关节分离运动,抑制共同运动。

　　操作:训练者与患者取面对面坐位,患者双手握拳,推滚筒或麦管球,朝不同方向推(图4-29,图4-30)。

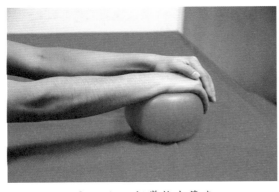 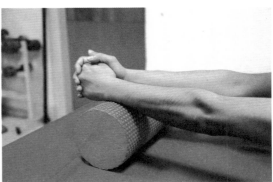

图4-29　握拳推麦管球　　　　　　图4-30　握拳推滚筒

二、推球训练

　　目的:增加患侧坐位躯干平衡能力,促进患侧上肢肘关节伸展,腕关节背伸。

操作：患者取坐位，在桌上放置一个空的塑料瓶或其他物品，用患手背推动小球，打倒前方的瓶子(图4-31)。

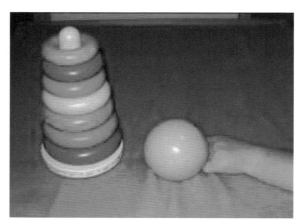

图4-31　手背推动小球

三、手抓握放松训练

目的：训练手的抓握与放松。

操作：患者坐位，手指置于桌面上，垂直位或水平位拿取套杯(图4-32~图4-35)。

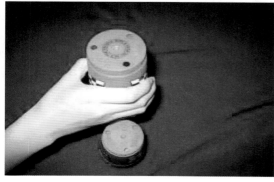

图4-32　自行拿取杯子训练1

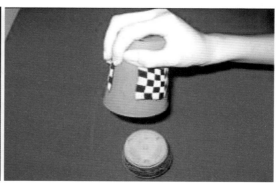

图4-33　自行拿取杯子训练2

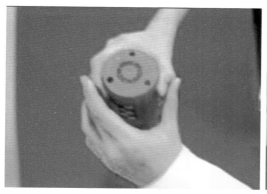

图 4-34　帮助下拿取杯子训练 1

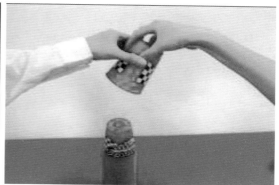

图 4-35　帮助下拿取杯子训练 2

四、手指对指拿捏等训练

　　目的：训练手指的对指拿捏功能。

　　操作：患者坐位,完成插木棍、捡玻璃珠、翻纸牌、扭纽扣等精细操作训练
(图 4-36~图 4-39)。

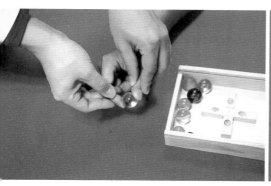

图 4-36　训练者辅助患者示指和拇指捏住
　　　　　弹珠训练

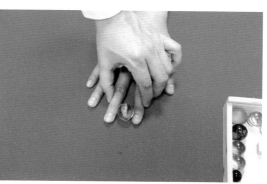

图 4-37　训练者辅助下的示指和中指夹取
　　　　　弹珠训练

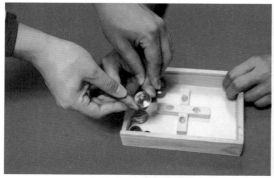

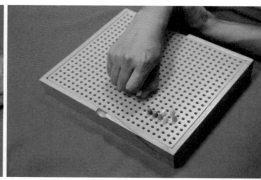

图4-38　将弹珠捏起放回盒中　　　　图4-39　训练者辅助下的大拇指和示指夹取弹珠训练

五、肌电生物反馈治疗结合作业疗法

目的：增加患者患肢肌力，诱发肘关节、腕关节和手指主动运动。

操作：

（1）患者坐位，努力伸直前臂，使其手掌触及并推动球，肌电生物反馈电刺激可以刺激肱三头肌肌腹（图4-40）。

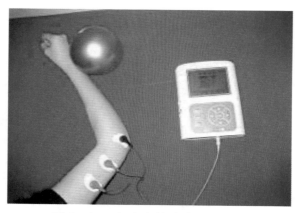

图4-40　电子生物反馈辅助训练

（2）患者坐位，用腕关节背伸的力量推开小瓶子或玩具，肌电生物反馈电刺激腕背伸肌群（图4-41）。

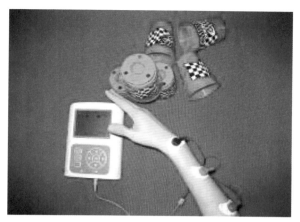

图 4-41 电子生物反馈辅助训练

六、日常生活自理方面的作业疗法

根据患者患侧肢体的情况,进行单独患侧上肢或者患侧上肢协助健侧上肢的作业活动训练,训练的内容主要包括:努力去完成尽可能多的日常生活活动,如患者自主进食、穿衣服、进行个人清洁(刷牙、脸部修饰等)、清洗衣服、上厕所中穿脱裤子和洗澡等(图 4-42,图 4-43)。

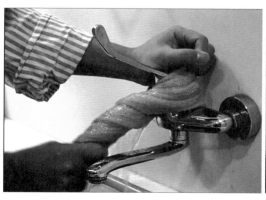

图 4-42 单手完成拧毛巾时,可将毛巾放在水龙头上用健手拧干

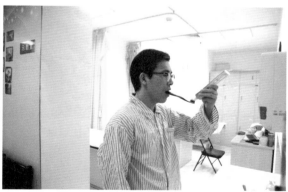

图 4-43 单手完成挤牙膏时,可用口固定牙刷健手独立完成

七、兴趣娱乐治疗

目的：根据患者不同的兴趣爱好，选择相对应的治疗方法。改善患者手指功能的同时，增强了训练的趣味性。

操作：患者坐位，完成相应的趣味训练(图4-44～图4-49)。

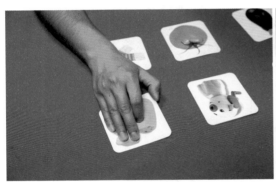

图4-44 猜卡片训练

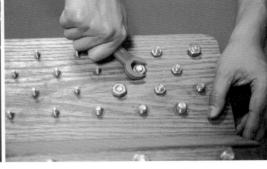

图4-45 拧螺丝

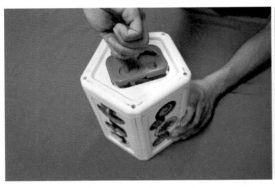

图4-46 开锁训练

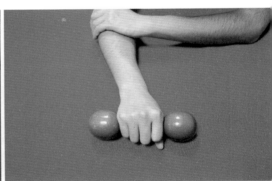

图4-47 沙锤训练前臂旋前

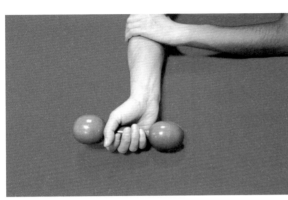 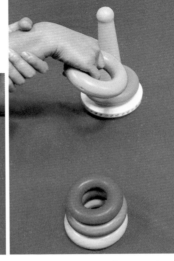

图 4-48 沙锤训练前臂旋后　　　　图 4-49 套圈训练

　　作业治疗是脑卒中患者上肢协调功能和手部精细活动康复的重要手段,患者和家属必须有一双善于发现的眼睛,发掘家庭中任何可以进行作业治疗活动的环境和工具,才能达到一定的训练和活动量,促进功能的恢复。

第一节

喝水呛咳怎么办

时间过得很快，转眼黄凯军回到家的第一周就快过完了，这一周里他进步了很多，能够脱离治疗师的手在家里独立站起一会儿，还可以用左手大拇指按下电视机遥控器的按钮。为了奖励他良好的表现，今天中午泰丽炖了一大锅黄凯军平日最爱喝的鸡汤，盛了一大碗出来放在桌上晾着。

黄凯军闻着香味，操控着轮椅从卧室出来，只见他眼前一亮，靠近了盛满了鸡汤的碗使劲地闻了闻，将妻子的手艺好一通夸赞。接着，他将碗里的鸡汤用右手端起来，吹了吹，感觉有些不烫了，就迫不及待地一大口喝下。可是第一口还没有喝完，就听到了一阵剧烈的呛咳声，泰丽擦着手从厨房走出来时，看见黄凯军的脸都咳得扭曲了，她又气又急地给他拍了好一会儿背，才渐渐止住了呛咳。

泰丽将他手里的碗拿过放下，埋怨着说，"让你再嘴馋偷吃，吃也要慢一点啊，你还记得出院时胡教授说什么了么？你的吞咽功能还没有完全恢复，喝水一定要小口小口喝，万一把异物咳到了肺里，那可不是开玩笑的。"

脑卒中患者经常会合并发生摄食-吞咽障碍的问题，摄食-吞咽障碍的患者容易引起脱水及营养不良，并且还会经常发生吸入性肺炎和误吸性肺炎，特别是老年患者,即使轻微的误咽也可能导致严重的呼吸系统疾患,加重病情。经评估疑似有吞咽障碍的患者,都应尽早开始改善其摄食-吞咽功能的训练,以保证能够摄取足够的营养,使之具备必要的体力,进行全面的康复。

　　吞咽障碍的训练分为基础训练及摄食训练。基础训练是针对那些与摄食-吞咽活动有关的器官进行功能训练;摄食训练则是实际进食的训练。

一、基础训练

1. 缩唇训练(图 5-1)

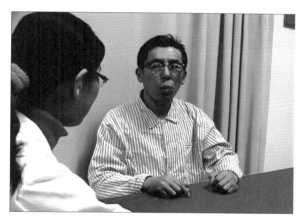

图 5-1　缩唇训练

2. 鼓腮训练(图 5-2)

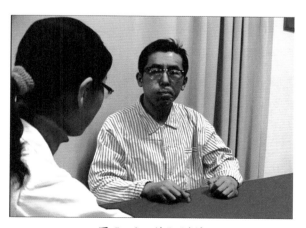

图 5-2　鼓腮训练

3. 伸舌训练(图 5 - 3)

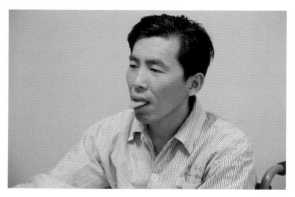

图 5 - 3　伸舌训练

4. 坐位下正确的摄食姿势(图 5 - 4)

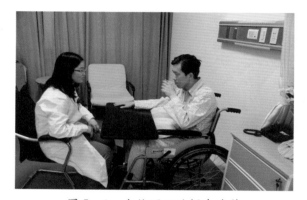

图 5 - 4　坐位下正确摄食姿势

5. 呼吸训练

(1) 用力闭口,进行唇肌训练(图 5 - 5)。

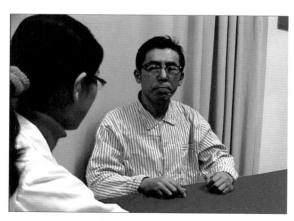

图 5 - 5　闭口训练

（2）吹气训练(图 5 - 6)。

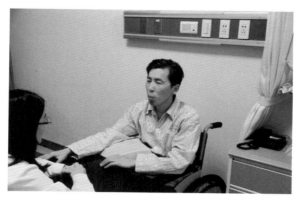

图 5 - 6　吹气训练

二、摄食训练

　　能坐起的患者取稍前倾坐位,颈部微向前屈,以减少食物反流及误吸,不能坐起者取 30°半仰卧位,头偏向健侧。食物的形态应根据吞咽障碍的程度及阶段,本着先易后难的原则来选择,容易吞咽的食物特征为密度均一,有适当黏性,不易松散,通过咽及食管时容易变形,不在黏膜上残留。此外,还要兼顾食物的色、香、味及温度。先以少量(3～4 ml)尝试,以后酌量增加,一般为 20 ml 左右;对能够咀嚼而舌不能将食物送进口腔深处者,可用汤勺将食物送至舌根处,便于患者吞咽,待患者完全吞咽,口腔内无残留食物后再送入食物。食物的形态和状态的选择应该根据吞咽有障碍患者的具体情况而定。

　　1. 全流质　水、咖啡、茶、各种瓶装果汁、牛奶、果子露、肉汤、汽水等。通常不允许吞咽障碍的患者进食全流质,包括水,因为全流质有误吸入肺的高度危险性。

　　2. 半流质　乳酪、茄子汁、各种浓汤、椰子汁、蔬菜汁等。

　　3. 糊状食物　苹果泥、菜泥、面糊、米糊、各种羹、蒸水蛋、芝麻糊等。糊状食物是吞咽障碍者首选,因不需要咀嚼,容易形成食团。可根据患者喜欢,因地制宜地选择材料配制。此外,还要兼顾食物的色、香、味及温度等。

　　4. 软食　所有正常性状的食物,包括各种饭、面食及蔬菜、沙律,鸡、鱼、肉、蛋各种新鲜水果。建议选择低纤维、需要一定咀嚼能力、容易和安全吞咽的食物。

5. 固体食物　各种坚果(白果,开心果,蚕豆)、软骨、硬骨头等。对于吞咽障碍者,一般不选用此类食物。

第二节

让交流没有障碍

　　这是一个平静的周日下午,家中静悄悄的,客厅里挂钟的嘀嗒嘀嗒声显得格外响亮。黄凯军的心可不平静,他坐在轮椅上,不时地看一眼挂钟,仿佛在等待着什么。这时,他家的大门响起了门铃声,黄凯军连忙操作着轮椅就要上前,秦丽却把他拦住了。

　　"老黄,你别逞强,现在你腿脚还不太方便,开门时万一摔倒,在你的老同事面前可就丢脸了。"知道黄凯军要面子,她这么一说,果然他就不再动了。秦丽打开门一看,学校里的几位老朋友如约来看望他了。

　　秦丽招呼着几位客人到客厅坐下,黄凯军的情绪有些激动,一时难以自持,张口竟连完整的招呼都说不好了。大家和黄凯军握了握手表示慰问和理解,可是他的脸上,已经呈现出一丝懊丧和低落。

　　"张……张教授,感谢你……代表学校……来……来看我,我一定……我会好起来的。"黄凯军说得结结巴巴,好多话似乎没办法表达出来,只能用简单的语句说出口,"老……老徐,别看……我现在……说不好……我……我脑子……都清楚!"秦丽在一旁也告诉几位同事,黄凯军现在的言语功能还有些欠缺,其实脑子里什么都知道,就是开口的时候想说的东西说不上来,还需要时间去锻炼。几位老友听了也放心下来,徐老师还打趣地说,"黄教授啊,你一定要好好坚持康复,平时我们之中就数你最会说话,现在办公室少了你,我们都少了很多乐趣呢。"

　　大家听了这话都笑了起来,黄凯军想到了工作时的许多乐趣,也沉浸其中,将刚才说不好话的那些低落,也暂时忘掉了。

110

　　有的脑卒中患者还会伴有失语症,即程度不同的发音和说话功能障碍,这种发音和说话方面的功能可以在治疗师的帮助和指导下通过训练得到不同程度的恢复。而失语症的康复贵在坚持,因为言语训练通常很花费时间,并需要一遍遍反复训练。有时患者还会发现自己无法听懂别人所说的话和无法看懂自己所看到的事情,其实这也是失语症的另一种表现。

脑卒中后失语的患者,他们的智力一般并未受到影响,尽管有的患者会出现短暂的或较长时间的言语混乱,破碎含糊或不连续致使他人难以听懂,然而他们的神智却是清楚的。

恢复人际交流功能包括恢复听、说、理解、阅读和书写的能力,患者在家中进行失语功能的练习时,亲友的协助、鼓励是很重要的,尤其要多注意与患者进行言语交谈,使其经常得到鼓励,帮助他建立起自尊,然而这种自尊和信心常常是一些患者容易丧失的。

大脑左侧半球发生脑卒中的患者,易在理解力、说话能力、动作表达能力、概括能力和听、说、读、写能力等上出现问题。大脑右侧半球发生脑卒中的患者主要表现为偏瘫和肌力差;另外,还可能存在判断、概括、记忆和推理能力的缺陷,空间定位与定时能力亦容易受到影响;其次,对左侧身体(患侧)和左侧事物可能会出现偏侧忽略。

在言语训练过程中,还需要强调一下家庭亲情的重要性,在交谈过程中最好是一对一,要允许失语者能有较多时间去想怎么发音,用什么词句能正确表达自己想说的意思,只有拥有这样一个关爱自己的家庭的关心和支持,患者才有最大的可能成功康复,恢复言语功能。下面是一些与患者交谈中几点有价值的小经验:

◆ 与患者交谈中尽可能使用简单句。

◆ 音量适中,不宜大声喊叫,因为患者不是听不到,而是反应不上来。

◆ 语速放慢,每个短语或句子之间要有短暂停顿,以便于患者理解。

◆ 提问并要求患者回答时,也要分成多个短语,要求患者回答"是"还是"不是"。

◆ 要求患者回答问题时尽可能用鼓励的语气。

◆ 与患者每次对话时,其实是很累的,要注意调节,时间不宜过长,尽量把环境、气氛搞得轻松些。

◆ 在对话中,开始时不需要计较语法和语音的正确程度,而是力图达到能听懂,能理解就行。

一、语音训练

1. 动作 患者照镜子看自己的口腔动作是不是与训练者做的各种口腔动作一样。反复模仿。

2. 动作加发音 患者模仿训练者发音,包括拼音的声母、韵母和四声。

二、听理解训练

1. 单词的认知和辨别 每次出示一个常用物品的图片,训练者说出一个物品名称让患者指出相应的物品图片。训练者逐渐说出 4 个单词让患者指出。

2. 句子理解 每次出示一个常用物品图片,训练者说出其中一个物品的功能或所属范畴让患者听后指出。或者用情景画进行,如画中有猫在睡觉,老爷爷在看报。可提问患者:"谁在睡觉? 谁在看报?"患者如果说不出来也可以让患者用手指出来。外加给患者一些指令让其执行,如"请您站起来""请您把手放在桌子上"等由简单到复杂。也可以让患者听一段故事,根据故事情节提问,患者回答"是"或"不是"。

三、口语表达训练

从最简单的数字、诗词、儿歌或歌曲,开始让患者自动地、机械地从嘴里发出。因为这些是小时候就学到的、记忆深刻且失语后仍能保留的部分,很适合用来进行口语表达的最初训练,接下来可让患者说一些词语进行练习,如呈现一张图片,上面有一个书包,训练者说:"这是一个书……"患者回答:"书包。"以自动语为线索进行,即使不能完整地说出自动语句,但能抽出必需部分,并按意图使用,则也有训练意义。

可以使用反义词、关联词、惯用语的方法鼓励患者进行口头表达,如训练者说:"男。"让患者接着说:"女。"还有上-下、冷-热、哭-笑、饭和碗、跑和跳等。

1. 单词的复述 首先进行听觉训练,画片先与对应文字卡片相配,然后给患者出示一组卡片,并说:"我说几遍图中物品的名称,请一边看图和字,一边注意听。"每个重复听 10 次,其间隔应为患者能够接受并试着复述的时间长度。经过反复练习,有些患者可以不费力地自然跟着复述,如果患者能自然正确地复述,可变换刺激方法用不同速度和强度,每次刺激让其复述 2 次,也可刺激后不马上复述,而让其等数秒后再试着复述。进一步可不给听觉刺激,只让看字卡或图卡然后提问:"这是什么?"以相互关联的单词集中练习,可增加效果,例如:纸、信封、邮票;桌子、椅子、书架等。

2. 句子、短文的复述　用以上复习练习中所用的单词,同其他语词组合成简单的句子或短文反复练习。

3. 实用化的练习　将练习的单词、句子应用于实际生活。如提问:"杯子里装着什么东西?""你口渴的时候怎么办?"让其回答。

4. 自发口语的练习　看动画,让其用口语说明。看情景画,鼓励患者自由叙述。某日某事的叙述,谚语说明,身边事物的叙述等。

四、阅读理解及朗读训练

单词的认知包括视觉的认知和听觉的认知。

1. 视觉认知　3张画片同时摆出,并将相对应的文字卡片让患者看过,进行组合练习,同时摆出卡片数按4、5、6增加。

2. 听觉认知　单词的文字卡片每3张依次摆出,患者听训练者读一个词后指出相应的字卡,用文字卡片进行2个以上单词的保持练习。

3. 单词朗读　出示每张单词卡,反复读给患者,然后鼓励患者一起朗读,最后让其自己朗读。

4. 句子、短文理解和朗读

(1) 理解:用句子或短文的卡片,让患者指出情景画与相应事物。用"是"、"不是"回答提问的句卡,如"糖是甜的吗?""煤是白的吗?"等句子反复让患者看和回答。

(2) 朗读:利用阅读卡片,按单词朗读的要领练习。由慢速逐渐接近正常,反复练习,渐增难度。

五、篇章的朗读

从报刊的记事、小说、故事中选出患者感兴趣的内容,同声朗读,开始就以接近普通速度进行,即使跟不上也不等,不纠正,数次后鼓励患者自己读。尽量选择有趣的读物反复练习,每日坚持,以提高朗读的流畅度,篇章的理解,让患者默读文章,就其内容的提问,让患者回答"是"或"不是"。

下面介绍一些利用家中简单道具完成语言表达训练的方法。

1. 实物认知刺激（图 5－7）

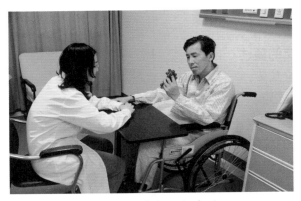

图 5－7　实物名词表达

2. 图片认知刺激（图 5－8）

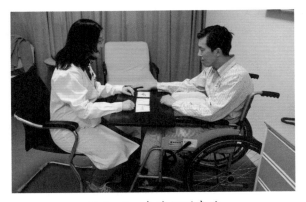

图 5－8　卡片识别表达

3. 视频认知刺激（可采用电视新闻等，图 5－9）

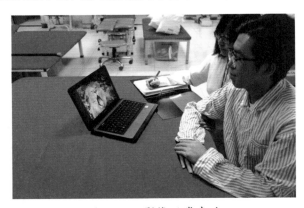

图 5－9　影像观赏表达

114

4. 口语表达（复述训练者说过的话，图 5 - 10）

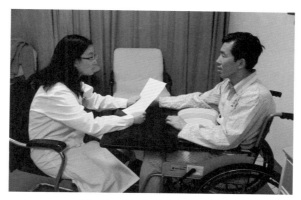

图 5 - 10　复述听到的话

5. 书写表达（用文字交流，图 5 - 11）

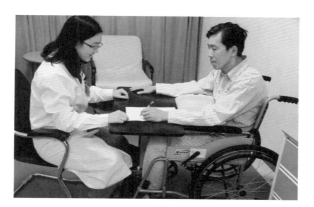

图 5 - 11　书写表达

第一节

关爱心灵的康复

　　黄凯军和老同事们相谈甚欢，甚至约好了等他手脚活动功能再恢复一些后，去郊外踏青垂钓，放松身心，这可是几位老友以往相聚的保留节目。快乐的时间总是显得短暂，一转眼已经过了三个多小时，几位同事看天色有些暗了，婉拒了黄凯军夫妇吃饭的邀请，起身告辞。

　　"凯军，你放心在家好好休养，对了，也要努力配合康复。学校的事情不用担心，我们搭一把手就都解决了，希望你早日康复，重新回到岗位，我们再一起奋斗二十年！"徐教授真诚地说道。

　　"我……我……谢谢大家！"

　　送走了同事，黄教授显得有些疲倦，这样的倦意，不光是身体上的，更多是精神的疲惫。他看着大家能够正常自如地生活和工作，自己却肢体笨重，说话吞吞吐吐，一种难言的苦楚涌上心头，并且这种苦楚旁人还无法体会，即使自己的亲人往往也不能完全理解。自己往日的风采一幕幕在脑中浮现，心理的落差让他非常沮丧。

　　秦丽关门回到客厅，看出黄凯军脸色的些许变化。她知道这位大教授平时开朗大度的背后，也有自负和不服输的性格，现在的他心里一定不好受。她走到丈夫的身后，抚着他的肩膀说，"凯军，家人永远会支持你、理解你，是你坚强的后盾，你尽管放下包袱，只管坚持康复治疗，不要把自己当做家庭和社会的负担和累赘，这样才会有好的成果。而且，你不应该因为这次疾病改变自己，继续你的兴趣和爱好，坚持你的事业和梦想，身体的不便可能只是暂时的，如果你真的改变了自己的生活态度，那就是一辈子的事情了！"

脑卒中后患者的情绪波动较大，患者的精神变得较以前更为脆弱。那么，这种变化是怎么引起的呢？其实是患者因身体的不便而需要依赖他人，在心理上就处于弱势，一旦有不顺心的地方，就容易联想到是否他人不重视自己，是否自己成了他人的累赘。此种情绪波动往往直接影响到患者康复训练的积极性和康复训练的效果。

脑卒中患者发病后因情感障碍、心理障碍和行为障碍引起的情绪变化过程有以下这些。

一、情感障碍

脑卒中后的患者往往会出现各种情感障碍：抑郁、焦虑、意志缺乏及淡漠。抑郁是脑卒中患者最主要的情绪障碍，它对患者的预后、依从性、自我照料能力以及生活质量等都会产生明显的负面影响。患者对疾病的认识异常，往往表现出对疾病没有充分的心理准备，对自己的患病不能理解而否认，否认存在肢体瘫痪和单侧忽略等。由于脑卒中导致的不仅仅是躯体结构的破坏，还有令人恐惧的残疾生活的开始，所以，几乎所有的患者都会出现悲伤和忧郁。抑郁的患者往往表现为失眠、食欲和性欲减退、主观能动性缺乏以及焦虑性自主神经症状。意志缺乏及淡漠的患者往往表现出呆板，淡漠，对环境不予关心，回答问题简单，发音低弱，缺乏主动性，缺乏自身意识，缺乏康复的欲望。

二、行为障碍

患者因疾病造成功能缺损后，原有的工作、地位和行为能力突然失去，的确让人难以接受，于是患者常常会否定一切，从而避免心理上的痛苦。心理上不能承受和适应的患者会采取逃避的方式，主要表现为对任何人都不予理睬，不配合甚至拒绝治疗。

随着许多生活技能的被剥夺,患者处于依赖状态,还有一些患者会出现很严重的情绪依赖,再加上许多患者家属本身存在过分照顾的行为,对于患者是无微不至,百依百顺。但是,这样的"照顾"往往会造成患者的行为认知改变,危害很大。

除了否定和依赖的情绪,患者很快会由否认疾病的态度转到"为什么我会瘫痪"的愤怒心理,怨恨的情绪常会使患者态度生硬,拒绝合作,甚至拒绝饮食。伴有语言及认知障碍的患者,不能有效缓解自己的心理压力。当亲属或周围人不能领会他的意图或强迫他完成某项事情时,患者会表现出很着急、气愤,并不顾行为的后果,以攻击的方式发泄自己的不满,如发脾气、打人、骂人、摔东西等。尤其在自己的亲属面前,患者的这种态度表现得更加突出,这样会使家属和训练者疏远患者。其实,此时的患者是最需要理解和心理支持的。此时,给予患者适当的关心、开导,亲人轮流探望,给他讲述其他脑卒中患者成功康复的例子等,对于增强患者战胜疾患的信心都是必要的和有效的。

还有一个需要注意的问题,即患者和家属应该在医生和治疗师的指导下,明确康复的过程,知晓自己的康复进度和未来可能恢复到的程度,如果不听专业的意见,一味认为只要努力就会完全康复,那么久而久之也会产生严重的心理问题。因为早期各方面功能恢复得较快,患者会急切盼望迅速康复,希望立即改变功能障碍的现实,此时患者和家属会出现迷信药物、疑虑治疗及到处求医等行为。我们要明确,脑卒中后功能的恢复需要一段较长的时间,且有相当一部分患者留有后遗症(特别是上肢功能可能不能完全恢复),发病后的6个月内功能的恢复会相对较快些,越到后期恢复越慢。不少患者并不知晓这一事实,有的也不愿知晓,对康复治疗的期望太高,一旦期望破灭,继而出现失望,严重者甚至有自杀的念头。

那么,该如何有效地解决患者的心理问题,有以下一些建议:当患者高兴的时候,可以问他一个人独处时,心里烦闷难受时会想到什么? 或当患者安静时,问他在痛哭流涕时会想到什么? 这样的询问,能够了解患者内心产生负面情绪的原因,在患者下一次情绪低落或起伏时可以因势利导。当患者痛哭时,亲人也会因此而心里难过,但这时可以保持安静或离开一会儿。因为,哭泣也有一定的积极作用,在一定程度上是情感的宣泄和紧张的释放。

另外,家庭成员包括父母、配偶、子女对患者的亲疏、关心与否;原工作单位对患者是否同情,是否帮助解决具体的困难;整个社会能否接纳患者,提供合适的工作及生活条件。这些问题如果不能很好地解决,患者就会感到悲观、失望、对前途丧失信心。

国外社区有一种脑卒中患者俱乐部组织(或是娱乐中心),随着与国际的接轨,老百姓的康复意识的提高,我国部分省市的社区也有相关组织的成立。俱乐部有定时的聚会,活动内容有患者间的倾心交流,互相鼓励,互动游戏,也有医护人员参与的志愿公益活动,举办健康讲座,回答患者的咨询。应该为患者建立现实的榜样,因为来自相同病症的病友鼓励,有时比自己亲人还要有用。病友的现身说法,积极乐观地面对人生的态度会比任何抗抑郁药物更为管用。

当然,抑郁症状较为严重时,还是应该在医生的指导下,服用一定的抗抑郁药物。另外,还可以接受心理医生的指导,在指导下进行心理疏导和药物治疗。

第二节

社会康复需要走出去

黄凯军已经有一周没有出门了,尽管他每天在家按时吃药,坚持康复训练,也不时地和亲人朋友打个电话,但是秦丽总觉得哪里不对。她想推着轮椅让黄凯军在小区呼吸一下新鲜空气,想陪着他去附近的小超市买些爱吃的东西,都被他直截了当地拒绝了。尽管平时没什么异样,但秦丽不止一次看见黄凯军呆呆地望着窗外,仿佛很渴望外面的世界一样。

直到这一天下午,他们终于爆发了一次不大不小的争吵。秦丽正要出去买些东西,黄凯军则告诉她,家里的牛奶喝完了,麻烦带一些回来。听了这话的秦丽想,这正是激他出门的好机会,于是不假思索地说:"牛奶挺沉的,我可拿不动,要不我推你出门,你帮我抱着拿回来,好么?"

黄凯军一听出去的话,连忙摇头,却也不说原因,秦丽则不停地催促他一起出门。逼急了的黄凯军突然说出一句,"我都变成这样了,还怎么出门啊,不是丢人么!没有康复之前我是不会出门的!"秦丽一听,就明白这些天来他为什么始终拒绝出门,只得叹了口气,独自出去了。

但是,只过了一会儿,竟重新传来开门的声音,秦丽兴冲冲地走进来,手里还拿着一张纸,黄凯军看到这儿也有几分纳闷了。

"老黄,你快看呀,我在信箱里找到的。我都没想到我们这个地区竟然会有一个'晨光康复俱乐部',而今天下午在社区活动中心就有一次病友交流活动,华山医院康复科的胡教授也会来和大家交流的。你整天闷在家里一个人锻炼,迟早要憋出病的,康复的心理疏导里面有一条就是要积极参加团队活动,尤其是病友之间的鼓励,对你很有好处的,没忘记吧?下午我陪你一起去,好不好?"

秦丽看着黄凯军的眼睛,只见他犹豫了一阵,终于答应了。

社区康复,作为脑卒中患者家庭康复的延伸,在脑卒中患者的康复过程中起着重要的作用。康复对象不应被动地接受康复服务,而应主动参与康复服务。

如果社区已组织脑卒中俱乐部,应鼓励、帮助和陪同一起参加俱乐部的活动。在那里,有许多同样病情的患者,病友间可以相互鼓励,交流患病后自我的心理体验和一些新的治疗方法;那里也有医护人员提供的帮助,可了解一些新的治疗方法,在一些恢复得比较好的病友身上获取经验,同时也可把患者的训练信息告诉医生和治疗师,协助制定和修改训练计划。在治疗师指导患者功能训练的时候,家属宜认真记录,帮助患者领会、记忆和掌握。

在患者能够使用辅助具步行后,在保证安全的情况下,还应支持和鼓励患者多去小区走动锻炼,和邻居朋友打个招呼,或者家里附近的小店买些东西,完成一些简单的任务。让患者不要局限于一种病态的生活方式,要尽可能融入社区和社会,像一个正常人那样生活。患者往往担心因为肢体功能的障碍受到歧视或者特殊的待遇,那么更要多多鼓励他们走进社会,自由开朗乐观地走在路上,让社会群体习惯他们的存在,才不会出现一些特殊的目光和举动。而且,脑卒中患者也可以利用生活小区内的一些器械辅助进行一定的康复训练,下面就为大家介绍几种常见的生活小区的器械使用方法及功能。

利用图6-1、图6-2所示的"马状"器械可以训练患者躯干及四肢的力量,注意陪护人员要适当固定患者患侧上肢以起到保护支持作用。

图6-3的单杠以及图6-4的滑轮都是对上肢活动功能(特别是肩关节)锻炼的很好的辅助工具,而且相对较为安全,只须注意动作要缓慢,不要过快导致肩关节附近的肌肉拉伤即可。

图6-5所示的比较矮的单杠以及步行通道,可以为脑卒中患者提供一个良好的支撑以锻炼下肢关节的活动度。注意陪护人员要将患侧上肢固定好,以保

证患者的安全。

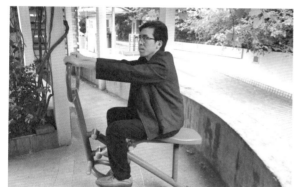

图 6-1 "马状"器械训练 1

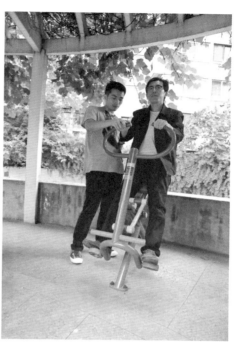

图 6-2 "马状"器械训练 2

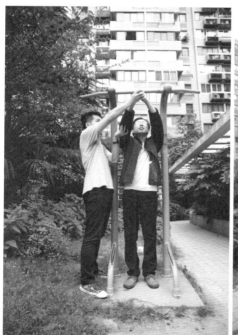

图 6-3 单杠训练

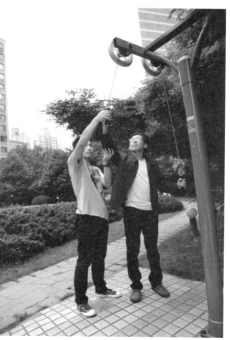

图 6-4 滑轮训练

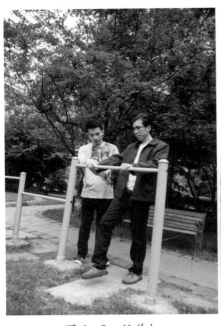

图 6-5　矮单杠

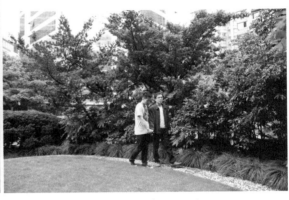

图 6-6　步行通道

　　很多小区都有像图 6-6 所示的步行通道,不仅这种通道附近的环境非常宜人,而且也给脑卒中患者一个比较明确的步行提示,对于患者步行能力的训练与改善也有相当大的作用。

第三节

把家庭环境改造请进来

　　黄凯军和秦丽来到了社区活动中心（图6-7）,只见门口已经贴了一张宣传海报,上面写着"晨光康复俱乐部——如果康复是一缕阳光,那么我们就朝着阳光前进"。这句话像一把小锤敲击着黄凯军的心,多么鼓舞人啊! 如果早一些看到,那么多天的闷闷不乐是不是能够早一些改善呢。

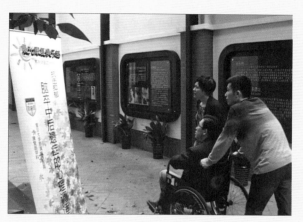

图6-7　晨光康复俱乐部

他们一进门就见到了好几位病友围坐在一起介绍自己康复之路的心得和体会，还提出不少在家里康复的好点子，这些原本应该不认识的病友，坐在一起交谈，都觉得格外亲近，黄凯军在旁边默默地听了一会，不时也插上一句，不一会大家就都熟悉了起来。

"胡教授来了，大家坐好听讲座吧！"不知是谁叫了一声，一张黄凯军熟悉的面孔出现在门口。他有些激动，出院那天胡教授亲切的问候和叮嘱，还历历在目，于是黄凯军抬手想要和胡教授打个招呼，但是在那么多人中，又有些不好意思。可是胡教授已经看见了他，主动走了过来，和黄凯军握了握手，问候了几句，才回到主讲台开始今天的社区康复讲座。

讲座的内容很精彩，结束时掌声久久不能停息，黄凯军也露出了这几周来难得的微笑，似乎受益颇多的样子。大家开始退场时，胡教授向黄凯军走来，唤住了他们的脚步。

"黄教授，我们康复科今天在社区的任务除了这次讲座，还有个特殊的调查，就是调查家中有脑卒中患者的家庭，是否有安全隐患，家中是否需要做环境改造。如果选择了你家，介意我和我的同事去家里看一看吗？"胡教授平和地问道。

黄凯军和秦丽一听这话，哪还会有什么意见，直点头，满是笑容地说："没问题，没问题。"

胡教授带着一行人走到黄凯军的楼道入口处，四处看了看，和身后的沈医生小声地说了几句，然后才走进楼道。到了家后，胡教授既不坐下也不喝茶，而是将客厅、卧室、书房、洗手间和厨房都转了一圈，才回到客厅对黄凯军夫妇说话（图6-8）。

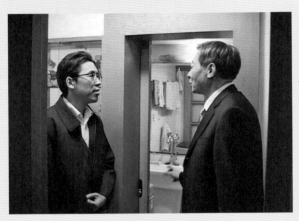

图6-8　胡教授与黄凯军交谈

　　"以康复的角度来看，从楼下开始，一直到你们家的各个区域，安全隐患其实不少啊。"

　　黄凯军和秦丽听得一头雾水，安全隐患？出院后回家也近一个月了，好像没发现什么危险啊？

　　脑卒中患者回到家后，为了患者能够顺利地继续进行康复治疗，更大程度上为患者日常生活提供便利，提高患者的生活质量，对患者的居家环境需要做一些改造，从而有利于患者在家中进行一定的功能训练和处理日常生活活动。

　　脑卒中患者出院回家后都可能留有不同程度的功能障碍，如偏瘫侧的肢体活动受限，平衡功能的障碍，言语、视力或是听力的障碍，因此原先的居家环境可能就不再适合患者的日常活动了。此刻就应该对家庭环境进行一定程度的改造，使得患者的生活不会因疾病受到太多困扰。

　　下面我们就针对有脑卒中患者的家庭如何环境改造，应该从哪些方面着手，应该注意哪些问题进行一些说明。

一、卧室的环境改造

卧室是患者重要的生活起居的场所,因此它的改造对改善患者居所环境,提高其生活质量是有重要意义的。康复早期由于患者的肢体功能恢复得还不是太明显,各方面的活动能力受到一定的限制,这样卧室将会是患者的主要活动场所,而后期随着患者功能的恢复,须完成由卧室向其他环境的转移,因此也要对卧室进行一定程度的改造,下面是卧室改造时的要点。

(1)床不能太低,因为太低,不利于患者从床边坐位站起,一般高度宜与轮椅差不多,这样有利于体位的互相转换。床的高度确定后,再适当安排床头柜、床边的插座等。

(2)床应靠墙或墙角,或床腿采用负压吸引器使之固定,床前应有充足的空间供患者转移。

(3)床头柜与衣橱宜稳固地靠墙安置,抽屉与橱门的方向要易于取出里面的东西。

(4)可能需要准备多只枕头,除了坐位时可以用枕头支持后背,枕头也能在卧位时帮助患者保持患侧各部位正确的体位。

(5)如果患者病重体弱,卧床时间较长,且经济条件允许的话,家庭中添置一张可升降摇起的床很有必要,这样的床分为上、中、下三部分,不同倾斜程度的变换,有利于帮助患者改变体位。

(6)经常替换的衣服、鞋、袜可放在最方便取用的柜内。

(7)室内家具摆设宜得当,应尽可能减少造成患者跌倒的风险。

二、厨房的环境改造

为了使患者能够有一种独立感,有时完成自己的餐食制作是一项重要的锻炼,因此,需要对厨房进行一定程度的改造,使患者能够方便取用,下面几点是改造中应该注意的。

(1)位置:厨房应布置在门口附近,以方便轮椅进出,要有直接采光和自然通风。

(2)水龙头要便于手部不灵活的残疾人操作。

(3)洗涤池的上口与地面距离不应大于 0.80 m,洗涤池的深度为 0.10～0.15 m。

(4)冰箱里为患者常备的食物,厨房内部分碗碟置于合适的高度和方便拿取的位置上。

（5）备好一辆有轮子的小推车，可方便地将饭菜搬至饭桌。

（6）尽可能地帮助患者起床完成三餐，实在有困难时，坐在床上吃也比躺在床上吃要好得多。

三、卫生间的环境改造：卫生间无障碍设施与设计要求

（1）面积≥2.00 m×2.00 m。

（2）坐便器高应为 0.45 m，两侧应设高 0.70 m 水平抓杆；在墙面一侧应加设高 1.40 m 垂直抓杆（图 6-9）。小便器旁也应设安全抓杆（图 6-10）。

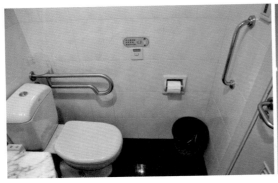 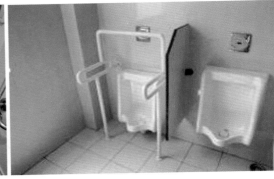

图 6-9　坐便器旁的安全抓杆　　　　图 6-10　小便器旁的安全抓杆

（3）洗面器的最大高度为 0.85 m，应采用单杠杆水龙头。两侧和前缘 50 mm 处应设置安全抓杆（图 6-11，图 6-12）。

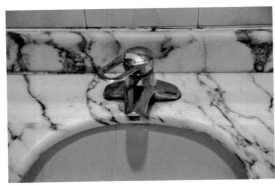 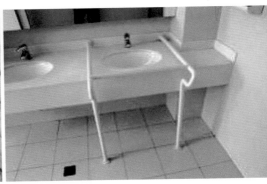

图 6-11　单杠杆水龙头　　　　　　图 6-12　洗面器及安全抓杆

（4）放物台长、宽、高为 0.80 m×0.50 m×0.60 m，台面宜采用木制品或革制品。

（5）可设高 1.20 m 的挂衣钩。

（6）距地面高 0.40～0.50 m 处应设求助呼叫按钮。

（7）安全抓杆直径应为 30～40 mm，内侧距墙面 40 mm，安装坚固。

四、淋浴间的环境改造

（1）淋浴间应≥3.50 m²（门扇向外开启）。

（2）淋浴间应设高 0.45 m 的洗浴座椅。

（3）浴间短边净宽度应≥1.50 m。

（4）淋浴间应设高 0.70 m 的水平抓杆和高 1.40 m 的垂直抓杆。

（5）距地面高 0.40～0.50 m 处应设求助呼叫按钮。

五、楼梯的环境改造

（1）楼梯两侧均应有扶手，有照明（图 6 - 13～图 6 - 15）。

（2）对于视力差者，在接近扶手终点处可用不同于扶手的材料作为区别或用皮筋拴绑以提醒患者楼梯的终点将近；也可以将颜色鲜艳的暖色色带贴在每一级楼梯的边缘提示视觉损伤患者。

（3）每一级楼梯不应有突出的前缘。

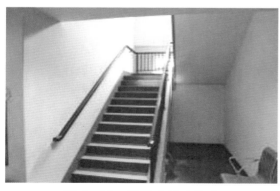
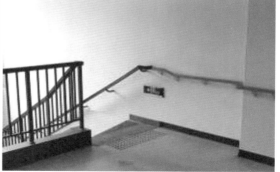

图 6 - 13　楼梯两侧的扶手　　　　图 6 - 14　楼梯两侧的扶手，和走廊扶手相连接

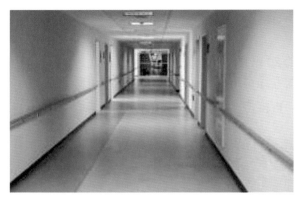

图 6-15　走廊两侧的扶手

六、门口的环境改造

1. 入径

（1）通向入口的地面要平整、台阶少、有扶手。

（2）行车道与入口距离较近。

（3）入口处每一级台阶的高度不宜超过 17.5 cm,深度应为 28 cm;台阶不宜有突出的前缘;台阶表面应采用防滑材料。

（4）必要时在台阶两侧安装扶手,根据使用者身高情况,扶手可在高度 80 cm 上下进行相应调整。

（5）如需要设置坡道,理想的轮椅坡道的坡道为每延长 30.5 cm,高度增加 2.5 cm。坡道的宽度不应小于 122 cm(图 6-16)。坡道两侧应设扶手,扶手两端各应水平延伸 30.5 cm。

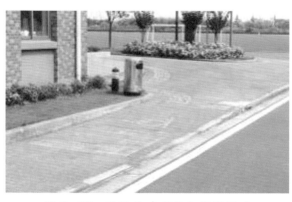

图 6-16　道路和建筑物之间的坡道

2. 入口

（1）坡道的终点也即入口处应有一个平台便于轮椅回转活动,面积不应小于 153 cm×153 cm。停车位旁边也应设轮椅停放位置(图 6 - 17)。

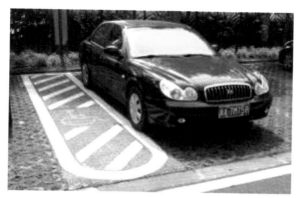

图 6 - 17　停车位旁边的轮椅停放位置

（2）根据患者情况可采用呼叫对讲或电子卡开锁系统进入。

（3）入口处的门开启后净宽度不得小于 82 cm。

七、家庭环境改造的其他注意事项

患者回家后的居家环境改造,不仅仅指的是上述卧室、厨房和洗手间的改造,居家环境的改造涉及患者生活的方方面面,如户外活动、上下台阶、使用电器、收取信件、洗浴等衣食住行的方方面面,因此,在居家改造的过程中尚需要注意以下几点。

（1）二居室安排有人(子女或保姆)陪同。

（2）65 岁以上老年患者在家中发生跌倒的比例很高。

（3）2/3 的跌倒事件是因为跨越时或地面太滑所致。

（4）户外通道要平整。

（5）进出门户应方便,台阶宜少,台阶要足够宽,每一级不要太高。

（6）门铃、信箱等应适合坐轮椅者。

（7）如有听力障碍,应同时安装一闪光灯。

（8）门与过道应足够宽,以便轮椅通过。

（9）门槛不宜太高,否则容易跌倒。

（10）楼道边扶手要安装在两边,且足够牢固。

（11）电器插头、插座的安置宜以坐轮椅的患者很方便地够到为原则。

（12）浴室进出位置上应安装扶手，最好在浴室的两边都安上，扶手要安装牢固，抽水马桶的两侧也应安装扶手。

（13）浴室地板潮湿略带倾斜，容易使人滑倒，这常常是发生摔倒的最常见的原因，建议在浴室地板上铺橡胶质地的垫子。

（14）浴室中所有的浴具和洁用具放在最可能方便拿到的地方。

（15）有条件的话，可以在浴室、卧室或厨房内安装对讲设施或电铃，以便一旦患者需要帮助，随时能与人联系。

（16）每日需服用的药品应清楚标记，分别放好，应问清楚患者所服的药品中是否有不宜服用的，因为有些药物一旦同时服用可能会影响其他药物的作用，甚至可能会有副作用。

第七章

辅助具是康复的好伙伴

第一节

轮椅是一双特殊的鞋

　　胡教授对于居家环境的一些看法和建议让黄凯军夫妇听得连连点头，原本在生活中只是觉得有些不便的地方，其实已经埋下了安全隐患。如果此刻在有条件的情况下，对居室做一些小的改造，确实能够方便患者，利于训练和保障安全。

　　"胡主任，出院……近一个月了，我……对您的建议和帮助……一直坚信不疑，就是因为……你总是从我们患者……的角度去看周围的一切，你能看到……很多健康人看不到的东西，我敬佩您……"黄凯军一口气说了很多。

　　胡教授听了谦逊地摆摆手，说："夸赞不敢当，康复在我国还处于起步阶段，我们很多地方做得不够全面，也不够深入，对患者生活中可能会遇到的困难还考虑不细致，是需要努力的，康复的未来还要靠你们啊。"说罢，他转身看了看身后跟着的年轻医生和治疗师。接着，胡教授蹲下身子，靠近黄凯军的轮椅，用手比划了一下尺寸，摆弄了几下部件，问道："黄教授，你这部轮椅不是专门买的，也不是社区申领的吧？"

　　他们都惊讶起来，胡教授真是神了，这也能知道？秦丽说："胡教授，真是什么都瞒不过您的眼睛，这部轮椅是从一个亲戚那里借来的，您是怎么知道的啊？"

胡教授笑着说："其实很简单，如果你们是专门在康复器材商店或者街道申领的轮椅，会根据患者的肢体功能状况和肢体测量数据推荐尽可能尺寸合适的轮椅，你这台轮椅明显大了很多，坐在里面训练身体的不稳定性就增加了。不要看轮椅只是一种代步工具，轮椅的选择和使用也是有大学问的。"

一、轮椅的选择

选择手动轮椅首先明确轮椅的种类，按照支架可以分为折叠式轮椅和非折叠式轮椅两种。折叠式的比较好用一些，不用的时候可以折叠放置在一边，出去旅行也比较方便。那么，确定了选择轮椅的种类之后，在具体选择上有哪些注意事项呢？

（1）要想轮椅坐上去舒服，那就要从使用者自身的一些需求出发，臀部的两侧和座椅的两旁应该各有 2.5 cm 的间隙。这样坐上去舒适。

（2）患者坐在轮椅上，靠背的高度应该依据使用者上半身的高度确定，一般患者使用不要太高，这样使用时双臂运动更加灵活一些。假如偏瘫患者躯体不变形、节制力优越，则靠背上缘与患者腋下间隔约 10 cm 为宜。

在选择好了轮椅之后，使用要注意什么呢？

乘坐轮椅的时候，先要将脚板竖起，等到坐平稳了之后再把脚板放下来，双手转动车轮前行，选择适合自己的速度。

在调整脚踏板高度的时候，先用扳手将脚踏板的支架底部螺丝拧松，然后将脚踏板支架扭转向下拉，然后调到合适位置，再用扳手锁紧。

在使用手动轮椅的时候，使用者一定要坐稳，身体尽量向后靠近，系好安全带，两个手推动轮椅前行，遇到不平的道路，要减速慢行。

二、轮椅的转移使用

（一）床→轮椅转移

床→轮椅之间的转移是暂时或长期需要依靠轮椅出行的患者必须掌握的技能，通过练习能够熟练地在床和轮椅之间转移，既能提高效率节省体能，也保证患者的安全防止跌倒。

方法:

(1) 患者床边坐位,双上肢支撑于体侧,保持坐位平衡稳定。治疗师将轮椅推至患者健侧床边 45°前方,刹车,竖起踏脚板。

(2) 患者双足稳定踩地,身体前屈重心前移,健手撑轮椅远端扶手站起(图7-1)。

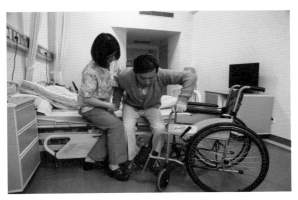

图 7-1　患者身体重心前移撑轮椅扶手站起

133

(3) 患者在治疗师保护下健腿向前迈一步,以健腿为轴转身稳定站立,重心在前缓慢向后坐下(图 7-2)。

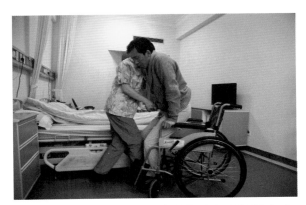

图 7-2　以健腿为轴转身稳定站立后缓慢坐下

(二) 轮椅→床转移

方法:

(1) 患者坐在轮椅上,治疗师推轮椅使患者健侧靠近床边,面对床边成 45°

斜角,刹车,竖起踏脚板。

(2) 患者双足稳定踩地,身体前屈重心前移,健手撑轮椅扶手站起(图7-3)。

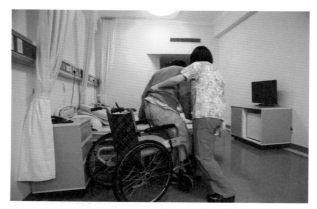

图7-3　双足站稳重心前移,健手撑轮椅扶手站起

(3) 患者在治疗师保护下健腿向前迈一步,身体前屈重心前移,以健腿为轴转身,健手支撑床面缓慢坐下(图7-4)。

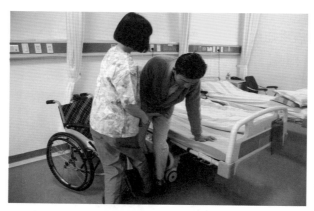

图7-4　以健腿为轴转身,健手支撑床面坐下

三、其他助行工具的使用

助行器是指在辅助步行的过程中,能够支撑体重、保持平衡和维持行走的工具,包括手杖、拐杖和步行器等。助行器的选择须注意其接触地的面积越大,重心越低,稳定性就越好。

（一）拐杖的选择和应用

拐杖是适用于下肢残疾患者长距离行走的辅助器具,作用是支撑体重、保持平衡、锻炼肌力、辅助行走。适用于下肢骨折、截肢、偏瘫、截瘫、下肢无力和平衡障碍的患者。

拐杖分为 3 种:第一种是腋窝支撑型拐杖,它的特点是稳定性好,比较可靠,但是笨重不易携带;第二种是上臂拐杖,这是一种用肱三头肌支撑的拐杖,稳定性不如腋拐但好于肘拐;第三种是肘拐,是用前臂肌肉支撑的拐杖,轻便美观,用拐的手也可自由活动,但是稳定性较差。选择使用时需要结合具体功能障碍和患者的平衡协调能力,在医生或者治疗师的医嘱下,选配使用(图 7-5)。

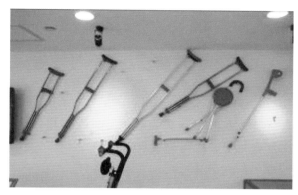

图 7-5　不同种类拐杖

拐杖的长度可以伸缩调节,那么,怎样的长度才是适合的呢? 腋拐的长度选择基本可以根据一个公式计算出,即腋拐长度＝身高－41 cm;但是若残疾人士上下肢有短缩畸形时,让患者穿常用鞋仰卧在床上,将腋拐轻轻贴近腋窝,在小趾前外侧 15 cm 与足底齐平处为腋拐的长度,肘关节屈曲 30°,腕关节背伸的掌面处为把手的高度;手杖的长度一般为站立时到大腿根部的高度即可。

根据患者损伤的形式和程度不同,拐杖的使用方法主要分为以下几种:如果患者一侧下肢损伤,部分限制负重,可选用单拐,且拐杖持在患侧,拐杖与患侧下肢等幅同步运动,形成"三点"步行;如果患者一侧下肢受损,完全限制负重,应采用双拐支撑体重,患肢悬空,完成步行;如果患者双侧下肢损伤,均部分限制负重,应采用双拐,形成"左拐右腿,右拐左腿"的顺序完成"四点"步行。

（二）步行器的选择和使用

步行器的选用扶手高度应合适,使用中不能过于弯腰,这样长期的步行易导致椎间盘突出症,也不可过高,则失去了支撑的作用;框架的稳定性要好,如果有结构的松动,要及时修理或购置新的步行器。

交替式的步行器允许扶架左右交替向前移动,交替迈步,适用于下肢肌力弱和平衡能力差的患者;抬起式步行器的框架不允许左右交替移动,必须由双上肢抬起框架向前放置后再迈步,适合下肢力量差但上肢功能健全的患者;前轮式步行器只要将框架整体向前推移即可,容易移动,适合上下肢皆有障碍的患者使用。

第二节

矫形辅助具的便利

听完胡教授细致的解释,黄凯军夫妇已经明白了七八分,没想到一台没有生命的轮椅,被胡教授这么一阐述,似乎也有不同的形态和个性,适合不同的人群,真是奇妙无比。

黄凯军还在回想胡教授说的话时,秦丽却猛然想起什么,拉了拉他的手,说:"凯军,前两周我帮你穿鞋时不是发现了你的脚歪了么,后来才知道是肌张力的增高,也学习了一点矫正的办法。但今天是个难得的机会,我们请胡教授看一看是否有什么更好的治疗方法。"

"胡主任那么忙,你……就别添乱了。"黄凯军连忙制止了。

胡教授倒一点没有不耐烦的样子,反而笑着说:"没关系,你们在生活和康复中发现了问题,还自己去找答案,已经很不容易了。很多患者在脑卒中后,或者有脑卒中患者的家庭里,其实都会产生不少的疑问,我们也希望尽可能地为大家解惑,可是时间和能力都有限,今天既然是个机会,为什么不试一试呢?"

胡教授为黄凯军检查了肌张力的情况,但是没有告诉他们结果,而是转身让随行的治疗师沈医生拿出了一只模样奇怪的东西,这个东西像一只脚的形状,上面还有不少的固定绑带。

"这叫踝足矫形器,脑卒中患者肌张力高的状态需要一段较长的时间才能有效缓解,而这段时间里,达到一定功能的患者必须进行站立和步行训练,不能因肌张力高就减少甚至不训练,这是因噎废食。这样的矫形器就是帮助你们在站立和步行过程中,尽可能牵伸紧张的肌肉,达到正常的步态。这是通用的矫形器尺寸,如果需要的话,还要根据你的情况量身定制。"沈医生一边介绍一边帮助黄凯军穿上了这个奇怪的矫形器，"穿好了，黄教授，站起来试试吧。"

站起来，试试？黄凯军和秦丽面面相觑，这能行么？自从发现左脚的张力增高后，自己不敢多站多走，恐怕因为过分用力使得脚歪得更严重。不过现在胡教授和沈医生都笑眯眯地看着他，他也增强了几分信心，用标准的坐站起立姿势站起后，黄凯军先是有些疑惑，然后是惊讶，最后是欣喜。

我的脚底竟然能够完全着地了！

矫形辅助具是在人体生物力学的基础上，作用于人体四肢或躯干，以预防、矫正肢体畸形，治疗骨、关节、神经和肌肉疾病及功能代偿的体外装置，在康复医学领域占有十分重要的地位。

脑卒中后偏瘫患者要想重新获得运动功能，就必须进行运动再学习的训练，要想早期站立及行走，矫形器的使用和运动再学习的训练方法同等重要，以往的观点是不主张偏瘫患者早期使用踝足矫形器，而是先进行运动疗法的康复训练，待无效后再考虑使用踝足矫形器。但事实证明，早期使用踝足矫形器可以完全或部分矫正卧床时的踝部异常模式和偏瘫步态。踝足矫形器的主要作用为：①严格的制动，保护病变部位；②有效防止踝关节变形；③防止踝关节病变部位的继续发展；④支持瘫痪的肌肉，稳定关节，以利活动或改善步态；⑤分担重力负荷以减轻关节受力，保护关节便于活动。

在患者出现足下垂、足背屈功能障碍及足内翻、足外翻时，行走时再加上肌肉紧张，在整个行走周期中患肢沿弧线摆动，经外侧回旋向前，呈回旋步态，并且失去了足跟着地与足尖蹬地的动作，用前足甚至侧面着地，导致平衡异常和行走困难。如果在训练早期能正确使用踝足矫形器，往往可以部分矫正上述的异常步态模式。踝足矫形器可以提高脑卒中后偏瘫患者对自身姿势的控制能力、改善步行能力、控制痉挛、预防矫正畸形、提高日常生活自理能力。

脑卒中患者常用的是高温热塑板材制作的踝足矫形器（AFO），主要用于纠正脑卒中患者的足内翻，一般有白天用和夜用两种（图7-6，图7-7）。

为了保护麻痹的肌肉，防止拮抗肌挛缩，防止或矫正关节畸形和改善功能，脑卒中患者也需要适配相关的上肢矫形器。

（1）腕手矫形器（WHO）：如护腕、腕尺侧偏矫形器、偏瘫腕手矫形器、关节驱动握持矫形器。脑卒中患者常用的品种见图7-8和图7-9。

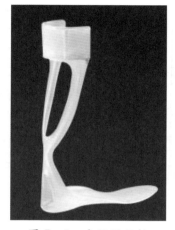 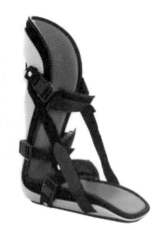

图7-6　白天用足托　　　图7-7　夜用足托

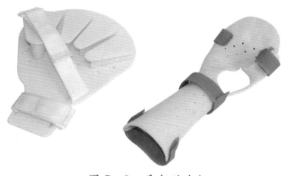

图7-8　手部的夹板

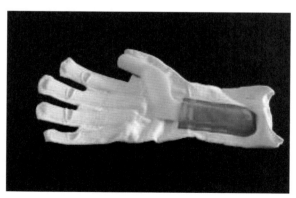

图7-9　手功能支具手套

（2）肩托：保护肩关节，防止脑卒中患者的肩关节半脱位。软瘫期，对于严重的肩关节半脱位，可酌情使用肩托。

除了上下肢的矫形器,脑卒中患者在日常生活和训练中,还应根据治疗师的建议和指导,配备生活用辅助具,如粗柄勺子、穿袜器、开门把手等,将会为患者的独立活动能力和自我照料提供许多的便利。

（1）辅助穿袜器的使用：先将袜子套在穿袜器上,然后将脚伸进穿袜器,然后同时拉动穿袜器上连接的两根带子,拉出穿袜器,穿袜子完成(图7-10)。

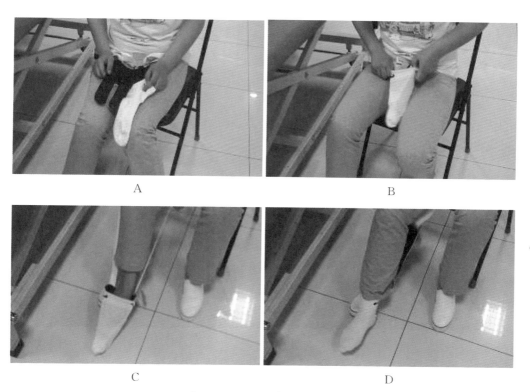

图 7-10　辅助穿袜器使用

（2）辅助切菜板的使用：左边的夹菜板主要由两部分组成,一部分是固定的挡条,另一部分是移动的挡板,蔬菜放在挡条和挡板之间,通过移动挡板,使菜被夹紧,起到固定食物的作用。右边的钉子板,将较硬、易滑的蔬菜插在钉子上,然后再切(图7-11)。

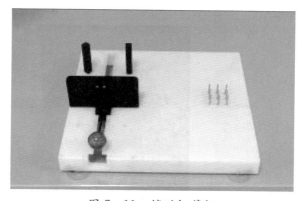

图 7-11　辅助切菜板

139

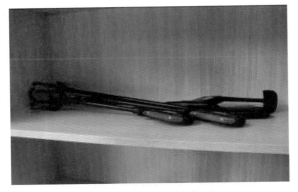

图 7-12　辅助拾物器

(3) 辅助拾物器的使用：拾物器前段是夹子,后端是类似于剪刀把手一样的把手,可以通过后端把手的张合来使前段的夹子张开或者合上,从而达到夹起物体的功能。患者不方便弯腰时,使用拾物器,可预防跌倒(图 7-12)。

(4) 辅助洗浴修饰工具的使用：主要由两部分组成,常规的洗浴修饰工具和加粗并改变弧度的把手,通过这样的改造,可以更好地完成日常的洗浴和修饰(图 7-13)。

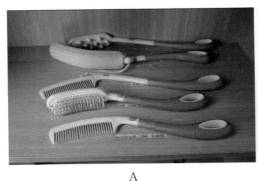
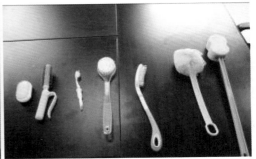

A　　　　　　　　　　　　　　B

图 7-13　辅助洗浴修饰工具

(5) 其余辅助用具的使用：辅助开锁器,辅助指甲刀,辅助餐具等(图 7-14～图 7-16)。

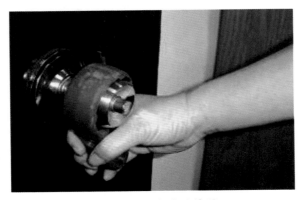

图 7-14　辅助开锁器

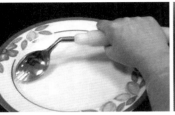
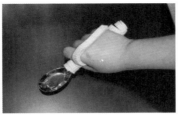
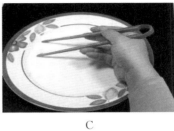

A   B   C

图 7 - 15 辅助餐具

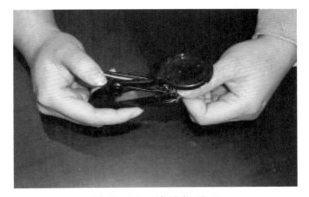

图 7 - 16 辅助指甲刀

第八章

迎接阳光　迎接未来

黄凯军夫妇送别了胡教授一行人，脸上露出了舒心的笑容。他们知道，这次的疾病虽然给他们的生活带来不小的波澜，但是随着时间的推移，康复就像一缕阳光，使这个家庭的阴霾逐渐散去。而且，他们有信心，也会更加努力地迎接新的生活。

第一节

建立良好的生活方式，坚持长期力所能及的运动习惯

黄教授与医生的悉心相处，他已经深深地知道脑出血的危险因素，也时时刻刻的在悔恨曾经思考焦虑时猛抽烟，高兴应酬时穷喝酒以及缺少运动、缺少睡眠的生活习惯，这一场突如其来的病情，让他更加明白生命的可贵，明白亲情的可贵。他感受着脑卒中后肢体障碍以及其他不便的发展过程，感受着自己的手脚和肢体像天气预报一样，天冷了感觉到不一样的寒冷和僵硬，天热了又不那么耐受，他已经知道克服这些症状唯一的途径是良好的运动：物理治疗师沈老师一直提醒他："喜欢的、建议的运动就像吃饭一样，天天要坚持，随着年龄的增长即使是无病无伤的正常人，都会出现肌肉衰减行动迟缓无力，更何况是脑卒中后的肌肉和关节。"所以，他和秦丽养成了每天锻炼的习惯，

天晴时散步，感觉好时速度快一些，感觉累时速度慢一些，或者时间短一些；下雨的时候，是他最难受的日子，他就依据自身的情况结合治疗师的要求，在家里编了一套保健操做做，再加上很多力所能及的家务活动，让他感觉到肢体在向着他所希望的方向好转中。

黄凯军清楚地记得胡教授的话：回家后应该安排好自己的生活起居，合理的生活起居可以让患者心情愉悦、舒畅，可以让自己觉得活得较为充实，而不至于会产生抑郁、情绪变化等负面结果，另外，经过合理安排，充实的生活可以获得一种满足感，使之感觉到自己的生活还是丰富多彩的，从而可以增强患者战胜疾患的信心，有利于身心健康，为将来可能再次走上工作岗位打下良好的基础。

作为脑卒中患者，大多数都患有高血压病，这与患者一般很少活动、体重过重、摄入的盐分过多有关。生活中患者除血压高、血糖高、心脏病过重、吸烟、酗酒等因素必须注意控制外，饮食是否得当也非常重要。大家已经知道一些饮食的注意事项，如食物中应低脂肪、脱脂牛奶、少食肉、多食鱼尤其是深海鱼和煮干的豆类、菜中少放盐和少放油，多吃水果，多食蔬菜等，而且，正确的食谱应该包括搭配适当的蛋白质、脂肪、碳水化合物、维生素和纤维素等。

脑卒中患者居家锻炼时应注意天气的变化，不宜太热、太冷、太潮湿。如果天气太冷，要注意保暖，防止感冒；如果天气太热，可能会出现中暑，或是出现水盐平衡的紊乱，要注意补充水分；太潮湿也会有损于健康。选择什么时候运动呢？天气太热时可在一天中凉爽的时候。如果遇到体温过高、身体不舒服应停止运动。如果运动中出现头痛、呕吐、严重不适、失去知觉、面色苍白、血压过高、过分疲劳、不能入睡、持续心动过速等都应该立即去医院向有关医生咨询，并接受治疗。

如果户外活动时，感到有空气环境的污染，可改为室内运动。在天热，运动中由于热量的散发和出汗会带走较多的水分，故应多饮水，提倡在运动前15分钟时喝一杯水，如果运动中有15分钟的休息时间，也可再喝几口水，运动结束后再继续饮水，失水明显时，可以引起血压过低，血黏度升高，对身体显然是不利的。

开展适合自己的运动锻炼，可以事先拟订一个计划，例如：在第一周内，每天练3次，周一、周三、周五，或是周二、周四、周六，每次10分钟，再加上10分钟的热身运动和 5 分钟的放松活动。第二周次数不变,每次时间加到 15 分钟,热身和整理运动的时间可以不变。以后几周逐渐再增加每次的运动时间和每周的运动次数。一直达到每周 5～6 次,每次运动 30～40 分钟,再加 10 分钟的热身和 10 分钟的整理运动。运动时,一个人单独运动也可以,当然如果有其他人一起参加运动,那将会更好,可以起到相互促进,相互鼓舞的作用。在结束任何一项运动之前,最好做 5～7 分钟的放松活动,放松上肢,使心率迅速恢复至正常,一般停止主要或基本的运动后 5 分钟,心率仍然达每分钟 100 次,则需要继续放松。如果运动后放松时间达 10 分钟后,心率仍在安静时的心率以上,说明刚才的运动量,或是运动强度对自己可能是太大了一些,下次运动时应该做一些适当的调整。运动中如果出了汗,运动后,即整理运动后至少再休息 10 分钟,才适宜去洗澡,否则对身体有害,另外,洗浴时的水温也不宜太热或过冷。

　　黄凯军坚持每个月到治疗师和医生那里去聊聊,所以也了解很多先进的治疗理念,知道强制性训练对肢体运动功能恢复的帮助,他也有意识地逐渐加大自己的运动量;知道如果过度紧张的肢体不能很好地放松,医生还会用一些药物来帮助他松弛,他坚信"心若向阳,无谓悲伤",所以他相信不光只有他,还有一大批医务工作者在他身边与他一起在努力克服疾病的困扰。

144

第二节

营造和谐健康家庭生活

　　黄凯军也深深地感谢妻子秦丽为他的付出,陪他一起渡过难关,承受着甚至比他还多的痛苦,要照顾他,还不能有怨言。从曾经的被关爱和照顾的对象变成了一个善于照顾人,能干而无怨无悔的爱人。通过这样一场变故,他们的感情更加坚固,他不方便的她来完成,甚至在性生活方面,以往基本都是好胜的他会主动一些,现在碍于行动不那么利索,且也要帮助维护好相对稳定的血压,他们总是温和但是深情地完成,秦丽为了照顾好她丈夫的感受,更是多了一些主动和温存。

脑卒中以后的患者及其配偶,在居家生活中常常也会因为性生活的问题而烦恼,确实很多患者,由于脑卒中造成的脑部损伤或是肢体功能障碍使他(她)们对性生活的要求、性冲动的产生似乎较以前明显减少。

引起上述变化的一部分原因是由于体内性激素含量的变化所致;另外,在解决疼痛问题,或解决焦虑及其他并发症等问题时,有些患者不得不服用一些药物,而服用此类药物后,在治疗主要问题的同时,也有可能同时会部分地抑制性冲动;有的患者可能因为留置导尿管的缘故;有的患者可能因为一些并发症的影响;另外,夫妇双方可能因为害怕在过性生活时,会因此而引起脑卒中的复发,结果出现心理障碍也会影响性冲动的产生。

事实上,脑卒中后的患者在康复治疗 3～6 个月后,一般就有了性冲动,对配偶也就有了性的要求,这时就可以考虑过正常性生活,然而,这里也有几个问题应该引起足够的重视。

一、享受正常的性生活是可能的

据国外报道:被动动作下的性生活并不会引起心率和血压的变化。也就是说,适当的姿势与体位下的性生活是安全的。虽然脑卒中后的患者对性的反应可能较从前迟钝,并且可能需要较长时间才能达到性高潮,但只要夫妻双方有足够的耐心与密切的配合,和谐的性生活仍是可以实现的。另外,性生活本身并不需要很大的运动量,运动强度也只是中等强度。有研究报道,一般性生活时血压最多升到 145～150/87～90 mmHg,而心率一般平均为每分钟 117 次,如果患者在平时的功能训练中能够达到差不多大小的运动强度,则此时患者是完全能够胜任并安全地享受性生活的。

二、性交的体位

在脑卒中前,男性在性生活中通常喜欢采用的体位是主动位置,脑卒中后为了减少对偏瘫侧肢体的压力,为了保存体力,为了更好地胜任性生活,这时男性患者可能需要采取被动位置。

三、性交的频率

节欲有利于健康,这对于脑卒中后的患者同样有理,但是节欲不是绝欲,当然更不是纵欲,而是指有节制地过性生活,可视体力、年龄而变化。脑卒中后的中青年患者群中很多有较为强烈的性愿望,而老年脑卒中患者群中,性要求较少。可以1～2周一次,也可以3～4周一次,开始可以只是互相安抚与触摸。合理的性生活可以调节体内的性激素平衡,对健康的恢复与保持是有益的。

四、性心理障碍

脑卒中后患者出现的性功能障碍还会表现为男性患者的阳痿与早泄,女性患者的性欲低下,阴道干涩,不易达到高潮等。必要时,可以求诊于性心理门诊医生。

第三节

心中有梦想,生活乐悠悠

半年后……

今天又是"晨光康复俱乐部"的活动日,社区活动中心里传出了一阵阵的掌声。讲台上有一个人正为大家示范着动作,尽管他的声音不像原来那么洪亮,手指还不太灵活,但这就是那个曾经热情、自信和干练的黄教授。他已经成为了俱乐部的资深成员,逐渐恢复着他的指导和带教学生的工作,并且成为了一位义务的脑卒中康复宣教员,今天就是为大家宣传自己创作的一套康复体操。

泰丽坐在会场中静静地看着,她的神情充满了幸福和骄傲。通过这半年的康复训练,黄凯军已经能够生活自理,也开始逐步参与学校的工作,这段路他们一起走来,尽管艰难但是充满希望。她知道,康复已经是他们生活中的一部分,阳光洒满前行的道路,只要一直走下去,生活终将变得更加美好!

一、坐位操

1. 颈部运动：双手分别体侧支撑，做颈部向前、向后屈伸，及向两侧屈曲、旋转和环转(图1～图6)。

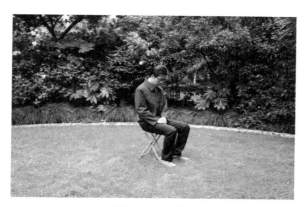

图 1　颈部前屈

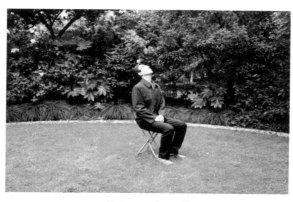

图 2　颈部后伸

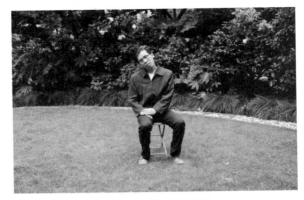

图 3　颈部向右侧屈

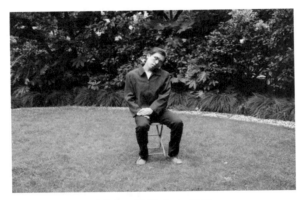

图 4　颈部向左侧屈

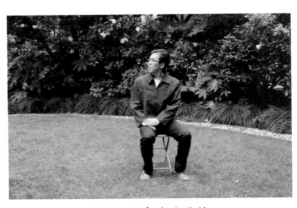

图 5　颈部向右旋转

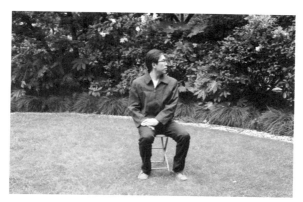

图 6　颈部向左旋转

2. 耸肩运动：做耸肩运动时，注意保持患侧肘关节伸直(图 7,图 8)。

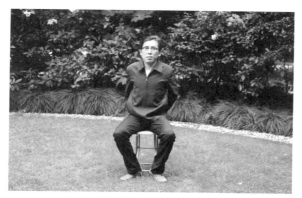

图 7　双手于背后交叉握手,肘关节伸直

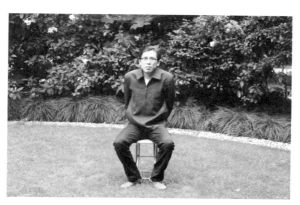

图 8　同时耸双侧肩

3. 屈伸肘运动：重心向两侧移动；如有可能在重心支撑于患侧时，作患侧肘关节的屈曲和伸展运动(图9,图10)。

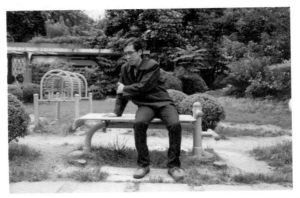

图9　患者坐位,患肢伸展支撑,健手保护患侧肘关节

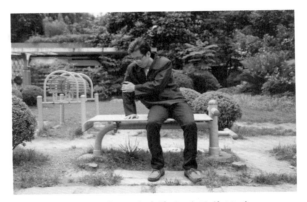

图10　患侧肘关节主动屈伸运动

4. 转体运动:双手十指交叉,两肘前伸分别向两侧转动,注意臀部不要离开椅面(图11,图12)。

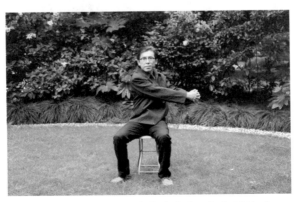

图11　双手交叉,肘关节伸直,向左侧转动

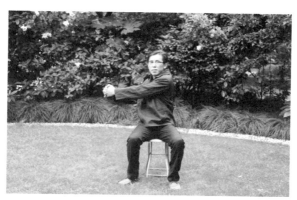

图 12　双手交叉，肘关节伸直，向右侧转动

5. 弯腰运动：双腿叉开，双手十指交叉，向前弯腰使双手尽量轮流触碰左右脚背。注意量力而行(图 13，图 14)。

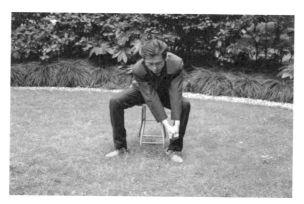

图 13　双手交叉，弯腰触碰左脚

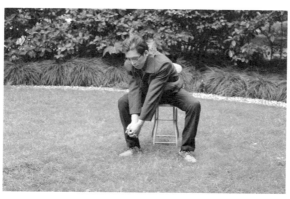

图 14　双手交叉，弯腰触碰右脚

6. 轮流抬腿：上抬大腿,使其能尽量靠近胸部(图15,图16)。

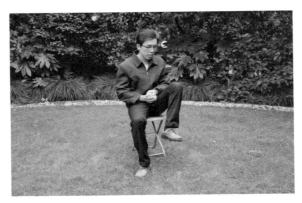

图 15　坐位屈髋屈膝抬腿

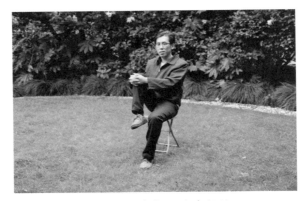

图 16　双手交叉抱膝抬腿

7. 轮流屈伸膝关节：足底不离地轮流做膝关节的屈伸运动,注意患腿尽量屈曲到位(图17～图20)。

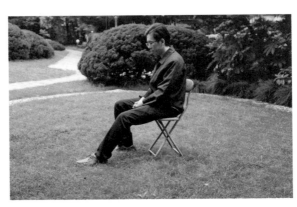

图 17　伸左膝

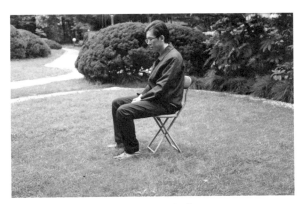

图 18 屈左膝

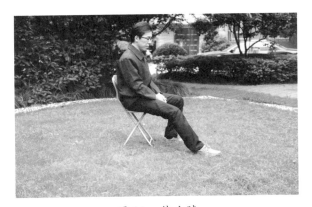

图 19 伸右膝

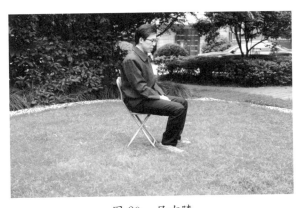

图 20 屈右膝

二、站位操

如单独站立有困难,可扶物站立下完成。

1. 重心左右移动:两腿分开站立,做重心左右移动,患侧腿微屈膝(图21,图22)。

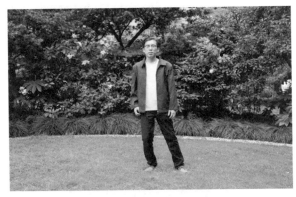

图 21　重心往右侧移动

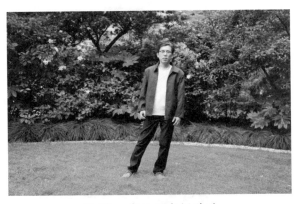

图 22　重心往左侧移动

2. 重心前后移动:两腿前后站立,重心分别移到前后,重心所在的腿屈膝,注意当患腿在后而重心在前时,勿使患足足跟离地(图23~图26)。

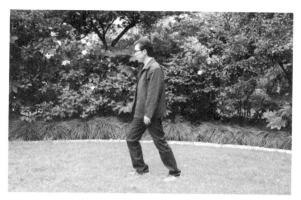

图 23　患腿在前，重心前移

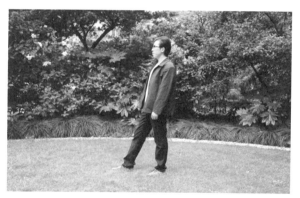

图 24　患腿在前，重心后移

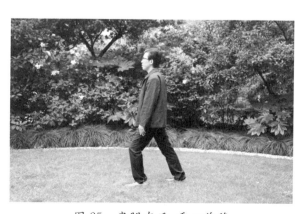

图 25　患腿在后，重心前移

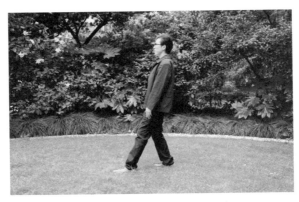

图 26　患腿在后,重心后移

3. 转体运动:双手交叉,分别向两侧转体,注意双足足跟不离地,头始终正向前方(图 27,图 28)。

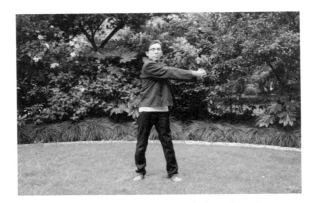

图 27　立位,双手交叉前伸向左转体

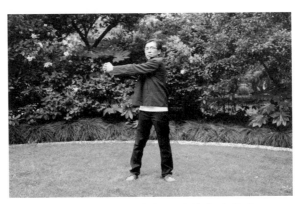

图 28　立位,双手交叉前伸向右转体

4. 前抬腿：分别抬起双腿，注意患腿抬高时，膝关节保持正直，臀部无向后提起；健腿抬高时，须保护患膝关节的稳定性(图29,图30)。

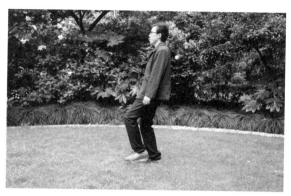

图 29 立位抬腿(侧面)

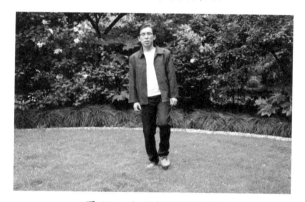

图 30 立位抬腿(正面)

5. 扶物下蹲：两腿分开站立，与肩同宽，做双腿同时下蹲，注意重心在中间，保持脊柱和臀部在正直位(图31)。

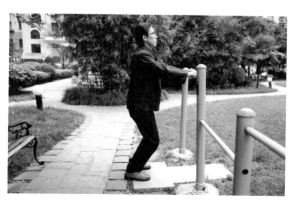

图 31 双手扶杠下蹲

6. 跟腱牵伸：面向墙壁站立，双手手指向上，用掌跟撑墙，重心向前压，注意足跟不离地，足与墙壁的距离越大，对跟腱的牵伸越大(图32)。

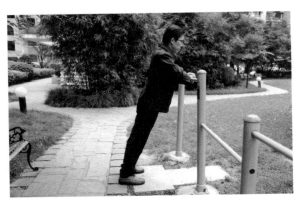

图 32　双手握杠前倾，牵伸跟腱

图书在版编目(CIP)数据

康复是一缕阳光：一位脑卒中患者的康复之路/朱玉连主编. 一上海：
复旦大学出版社,2016.4(2018.3 重印)
ISBN 978-7-309-12171-1

Ⅰ. 康… Ⅱ. 朱… Ⅲ. 脑血管疾病-康复 Ⅳ. R743.309

中国版本图书馆 CIP 数据核字(2016)第 047812 号

康复是一缕阳光：一位脑卒中患者的康复之路
朱玉连 主编
责任编辑/傅淑娟

复旦大学出版社有限公司出版发行
上海市国权路 579 号 邮编：200433
网址：fupnet@ fudanpress. com http://www. fudanpress. com
门市零售：86-21-65642857 团体订购：86-21-65118853
外埠邮购：86-21-65109143 出版部电话：86-21-65642845
上海市崇明县裕安印刷厂

开本 787×1092 1/16 印张 10.5 字数 174 千
2018 年 3 月第 1 版第 2 次印刷

ISBN 978-7-309-12171-1/R·1549
定价：46.00 元